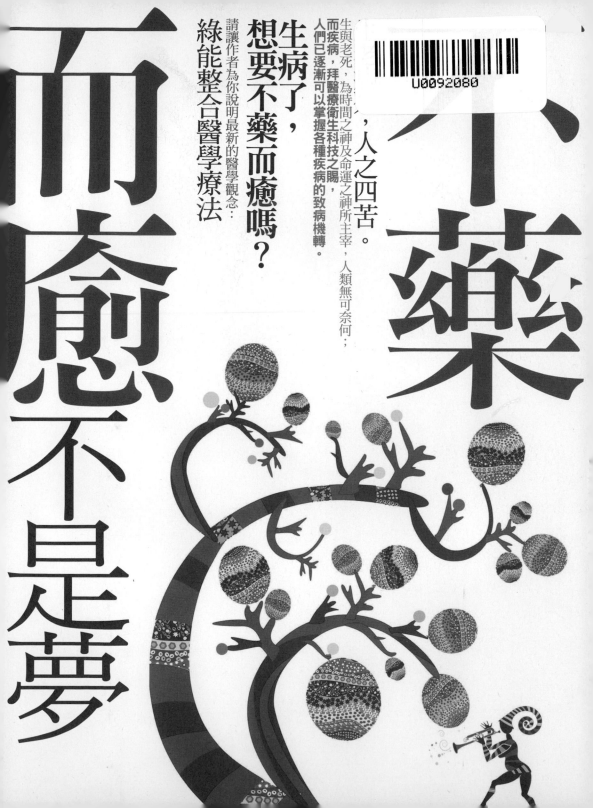

而癒不是夢

不藥

生病了，
想要不藥而癒嗎？

生與老死，人之四苦。為時間之神及命運之神所主宰，人類無可奈何；而疾病，拜醫療衛生科技之賜，人們已逐漸可以掌握各種疾病的致病機轉。

請讓作者為你說明最新的醫學觀念：
綠能整合醫學療法

What' s Health 003
不藥而癒不是夢

作　　者：潘欣祥、馬芳傑
總 編 輯：許汝紘
副總編輯：楊文玄
美術編輯：楊詠棠
行銷經理：吳京霖
發　　行：楊伯江、許麗雪
出　　版：佳赫文化行銷有限公司
地　　址：台北市大安區忠孝東路四段341號11樓之三
電　　話：（02）2740-3939
傳　　真：（02）2777-1413
www.wretch.cc/ blog/ cultuspeak
http://www. cultuspeak.com.tw
E-Mail：cultuspeak@cultuspeak.com.tw
劃撥帳號：50040687 信實文化行銷有限公司

印　　刷：漢藝有限公司
地　　址：台北縣中和市中山路二段 317 號 4 樓
電　　話：（02）2247-7654

總 經 銷：時報文化出版企業股份有限公司
地　　址：中和市連城路 134 巷 16 號
電　　話：（02）2306-6842

更多書籍介紹、活動訊息，請上網輸入關鍵字 華滋出版 搜尋 或 高談文化 搜尋

國家圖書館出版品預行編目資料（CIP）資料

不藥而癒不是夢／
潘欣祥，馬芳傑著.
初版──臺北市：佳赫文化行銷，2010.09
面；　公分 ──（What's Health；3）
ISBN：978-986-6271-20-5（平裝）
1. 另類療法　2. 健康法

418.995　　　　　　　　　　　　99015631

目　錄

推薦序一

　　最近幾年踏入公門，犯了最忌諱的事，就是「心死」的病忙，忙到天翻地覆，忙到天旋地轉，忙到大地變色。然而尚堪告慰的是，還能逼著自己在百忙中擠出時間看書。

　　進入公務體系最不能免的是，有許多「長官」與「部屬」，如何在這夾縫中產生一些成績，端看如何「管理自己」。在許多談論「領導」與「管理」的書籍中，許多觀點與陳舊的思想有很大的落差。譬如說：「誠信」是成功企業經營的唯一。不是要「奸」才能賺錢嗎？不是要精打細算才能從顧客口袋中騙出錢來嗎？談「誠信」是不是太老實了！譬如說：「誠信、正直」是領導的入門票！？領導不是要講「政治」嗎？政治不是騙術嗎？領導難道不用講權術？只管挺直腰竿卻不知見風轉舵怎能成就大業？既不「厚黑」也不「耍詐」怎能得天下？譬如說：企業變革是否能成功不在變革的策略，而是看變革者有什麼「內在」！想要變革不用講方法與策略？卻要去修身養性？

　　當今的管理大師彼得聖吉倡導學習型組織及系統思考時，談到「領導」與「管理」的核心價值時，認為「內心的修為決定一切」，因此他們那一夥人在十多年前突然醒悟，發現在探討「管理精義」時，絕不能只談方法，此時西方文化已不足以應付。他們分別前來東方拜訪南懷謹大師，學習東方文化。一切從「道」的體認開始，然後由知、止、定、靜、安、慮、得的路徑去獲得生命中的奧秘。

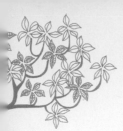
這些都在指向萬物皆有其「道」，順道而行才可貴，順道而行才可行。到底是順道而行比較可行？還是憑藉有坦克、大砲，非要翻山越嶺？話講到這裡，其實大家已經知道再來要說什麼了。不錯，潘醫師向來叛逆，不甘雌伏，因此當然不會安於現實，當然也常常「不務正業」，當然對現實會產生懷疑！從潘醫師的「醫病、醫人」、「整合醫療」、「根本解決」的精神，可看出他對現代醫療是否能再進一步，有莫大的期許，因此他自請前鋒，衝鋒陷陣去也！潘醫師有夠「上道」。

三個月前潘醫師提及要再出書，為了希望我可以為它寫序文，將他新書初稿先傳給我閱讀。讀了潘醫師的新書內容，只有三個感慨：一是怎麼老毛病還沒改？二是是什麼時候文筆變得如此順暢？第三當然是佩服他勇於嘗試的毅力。

「綠能整合醫療」是塊新的領域，希望能有更多的同好進來探討，探討除了物質以外的能量與訊息。

老子《道德經》有云：將欲取天下而為之，吾見其弗得已。夫天下神器也，非可為者也。為者敗之，執者失之。為學者日益，為道者日損。損之又損，乃至無為，無為則無不為。凡事不是硬要加入什麼或硬要做什麼就可以得到的，應找出它的核心道理，順勢調理，自然水到渠成，一切自然湧現！現代人以為「好像什麼都沒做」，其實綠能整合醫療是「一切都做了」！

國防醫學院學長
王博恩

推薦序二

　　也許是職業，也許是個性，多年的美容教學工作，除了在台上要用心講解課程之外，還要做許多實務的手技演練，這過程中，站立是我最大的夢魘。過去曾聽從家人的建議，坐著上課，可也奇怪，坐著好像 power 會斷線似的，課程中與學員的共鳴也感覺弱了。

　　技職課畢竟是一門必須坐而言，更要起而行的專業課程。如此週而復始，長期下來，腳及腰背由酸到麻、到痛，再也不是每晚平躺抬腳、泡腳就能減輕或緩解的。

　　工作的型態無法改變，但身體的反彈卻明白地告訴我，妳的健康已快不及格了。

　　疲痛導致疲憊無力，休息好像成了唯一可做的事，也感覺自己似乎成了時下流行的宅女。直到有一天，和好友通電話時得知，她透過朋友介紹，正在做身體的調理治療。她很熱誠地以自身的體驗一一做分析，當下聽得我是疑信參半。正苦於疲痛的我心想，居然有那麼神奇的療法，能遠離疲痛而改善健康，那就試試看吧！

　　就這樣，我接受了潘醫師的「綠能整合療法」，並配合其整個醫療流程，讓我了解到體內酸麻的主因；而透過「一滴血」的檢測，更讓我明白及透視隱藏在體內與健康有關的問題。

　　治療過後，感覺站立不再是那麼難過的事。綜觀這整個療

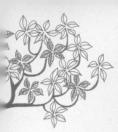

程，就如《易經》的「觀我生」：從痠麻痛的角度來看待自己的身體，同時也從身體的反應來省察自己對待身體的方式。如此透視分析，兩兩觀照，更能貼近我們身體的真像，更能知道該如何調整生活方式、飲食習慣，以及各種適當的治療。

　　欣聞潘醫師即將要出版他個人的第十五本書，出書之前邀我寫序，我很欽佩潘醫師的專精及用心，於是欣然為序，並冀望這本書能帶領廣大的讀者進入自我省察的健康新觀念。

中華芳香醫學美容學會理事長
輔仁大學推廣部美容專業講師
國家美容師證照考試評審委員
　　鄭淨文　謹識
　　2010年 7 月 27 日

推薦序三

　　健康的重要人人皆知，理念上，大家也會認同沒什麼比身體健康更重要；但是講歸講，每天卻還是忙著事業、忙著看股市行情，拼命應酬、打牌、上網及打電玩⋯⋯往往把照顧健康放在最後，甚至遺忘了。

　　2008年全世界歷經金融風暴，讓大家體會到金融市場也會失衡及「生病」；健康也是如此，大部分的人沒經過「健康風暴」，無法深刻體會健康的身體是最大的財富。健康風暴如同金融風暴，它的來襲有許多預警，金融風暴源於美國房地產市場過熱，為了讓經濟活絡，美國央行遲遲不升息，大家拼命的貸款買房子，加上美國銀行大方解囊，對借錢的風險評估越來越寬，銀行再把借款轉為各種衍生性金融商品賣到全世界，最後風暴就真的來了。

　　健康風暴同樣也有警訊，像是「啤酒肚」越來越圓、爬坡或邁步越來越吃力、容易感到疲憊等，這些現象，大家習慣歸於「年紀大了」，「應酬多了」或「最近工作比較累」，而不太當一回事。另外，血液檢驗的異常指數，例如膽固醇或血壓過高，並不視為健康亮了紅燈，而當作是疾病，其實，這些異常不是病，而是警訊，但人們往往需要被捲入健康風暴才開始了解不是幾顆藥丸就能解決問題。能夠有機會體會已經算幸運了，因為有時候健康風暴一發不可收拾，甚至瀕臨猝死，即使能挽救，有時候還要面對更嚴重的健康失衡，如心臟病、中風

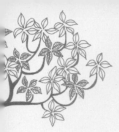

或人人聞之色變的癌症。

　　依據2009年4月29日《紐約時報》報導，從1950年到2005年，雇用了四千多人的美國國家癌症中心，研究經費超過一千億美金，更不論其他研究單位、大學、藥商及慈善機溝，在同時期也砸下了無可計算的金錢，但美國癌症死亡率半個世紀來只減少五個百分點，而且部份癌症的死亡率反而升高了。

　　不可否認地，醫學在50年來的進步及貢獻有目共睹。同一篇報導即指出，流行性感冒及肺炎的死亡率同時期減少了百分之五十八。雖然部份其他的慢性病，在使用機器、藥物及手術後，包括更換心、肺、肝等內臟，是有機會延長壽命，但美國的媒體亦經常討論，在延長壽命的同時，病患的生活品質是否打了很大的折扣？

　　可見醫學需要一個新典範，就是如何不再把健康的警訊當作疾病，一味以藥物等方法來壓抑它，而是能進一步解讀這些警訊，透過身體原有的自癒力讓它找回平衡。希望《不藥而癒不是夢》這本書，能夠讓更多人了解健康的警訊及如何維持身心平衡，以免自己捲入健康風暴。

資深英語新聞主播閔傑輝
2010. 08. 30於台北

自 序
不藥而癒──夢已成真

　　自從醉心於另類醫學的探索，無時無刻不懷抱著一個夢想：達到人類醫學的最理想境界──「不藥而癒」。經過多年的研究與摸索，終於發展出一套「綠能整合醫學療法」，在「無藥」的情況下，透過音波、光譜、電場、磁場的物理能量，融合針灸與訊息的導引，激發人體器官細胞自行恢復新陳代謝的功能。

　　例如心、腦血管粥狀斑塊阻塞或硬化，或正準備進行「心血管支架手術」的病患，每天只需靜靜躺在醫療儀上，聆聽兩小時美妙的音樂，再以光波、磁波等不痛不癢的物理能量調整，五至十天後，人體血管內皮細胞就能恢復自製「NO」的功能，逆轉人體動脈血管粥狀斑塊阻塞與硬化，促使人體心、腦血管產生「自癒作用」，恢復通暢的正常血管，自然不必再做「支架手術」，同時也遠離猝死。或許，「綠能整合醫學療法」猶如痴人說夢般異想天開，不過在臨床的療效上，已經廣獲病患的肯定與信任。

　　然而，這種療法超越了中醫、西醫及另類醫學的領域與認知，可能導致各領域醫生或醫技人員的不解與質疑；又因我等是「臨床的執業醫生」，一如發現「幽門桿菌」的澳洲華倫與馬歇爾醫師，沒有知名教學醫院與研究單位的「醫學光環」，在推展過程中屢遭阻礙。所以，數十年來只能醫治「有緣的病

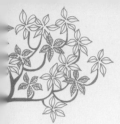
患」，但是「猝死」的恐怖悲劇天天上演，令「濃烈」的我等，始終抱持著一種「懷璧其罪」的心境。

隨著年歲漸高，「懷璧其罪」的心情更加「濃烈」，如此理想的「綠能整合醫學療法」，應該歸屬於全人類共享，不應陪伴我的肉身火化而掩入塵土之中。因此，近兩年來一再寫書著作，還幸運地得到出版社的大力支持，將臨床心得推薦給大家。

另一方面，為了突破「各醫學領域保守與保護」的心理障礙，讓中醫、西醫與另類醫學相互「整合」，與科技專家共同研發了「綠能整合醫療儀」，並取得日本、德國、中國、台灣等國家專利認證（如圖，請參見彩色頁），中醫、西醫與另類醫學的醫生，無須為了顧及彼此尊嚴與顏面，而失去「整合」的機會，只要以自身原有的醫學技術，即能輕鬆、簡單地操作這「綠能整合醫療儀」而進行整合，提供人體器官細胞，一個優質的「綠色的內在生存環境」。

兩年多來，出版了一系列「綠能整合醫學」相關書籍，也為人類留下了「綠能整合醫療儀」，稍解「心急如焚」與「懷璧其罪」的迫切感與罪惡感。對於醫生之天職，我的夢想已成真，餘生與來生皆無憾矣！

附記：任何醫學領域的臨床醫生、研究單位、企業集團或個人，凡是對於「綠能整合醫學」與「綠能整合醫療儀」，有研究與開發的興趣，我等將無比感激，也願提供淺薄心得，希望對人類的生命健康有所貢獻。

作者　潘欣祥

前　言
綠色的內在生存環境

　　年近半百之時，馬芳傑博士與我基於共同興趣與理想之下，放下西醫概念，從中醫基礎開始，逐步深入中醫的精微；同時又鑽研歐美的同類醫學療法、德國訊息能量醫學。在因緣際會之下，對於一直深感興趣的神祕的西藏醫學、印度醫學及南美印加巫醫術，也多所涉獵。

　　十幾年來，在「另類」醫學領域之中探奧索隱，深刻感念上蒼的偉大，我們發現，只需一個優質的「綠色的外在生存環境」與「綠色的內在生存環境」，便能激發人體的自癒能力，逆轉器官細胞的病變、恢復身體的健康。無論是高血脂、高血粘度、高血壓、高血糖、腦中風、心肌梗塞，甚至猝死等等心、腦血管病變，甚至當今群醫仍束手無策的「癌症」，人體都可能自行修復與自癒。

　　所謂「綠色的外在生存環境」，即是大家朗朗上口的「綠色環保」──「地球日」；至於「綠色的內在生存環境」是什麼呢？即是提供人體器官細胞賴以生存的元素：氧氣、維生素、微量元素、營養素，聲、光、電、磁場的動能，以及正確導向的訊息等優質內在細胞生存環境──「細胞日」。如此，人體血管內皮細胞就能自行修復、製造ＮＯ，並自行分解、逆轉動脈血管病變。血脂和膽固醇自行代謝、血壓自行下降，血糖

代謝功能自行恢復，血液循環自然恢復通暢，則健康即恢復。

如果醫生僅於表面上強行降血壓、降血糖、降血脂、擴張血管，則將逆了「自然法則」，如何能真正治癒心、腦血管疾病？主流醫生以藥物治療人體疾病，已經歷時數十年（等於在人體上進行臨床實驗數十年），始終只能獲得一時的病情控制，以致人類十大死亡原因之首，仍由心、腦血管疾病所獨占。

肩負天職的醫生，萬萬不可違反「天人相應」的宇宙原則，若企圖違反「自然法則」醫治人類的疾病，將招致事倍功半之果，終其一生也只是控制病情而已。回顧以往醫史，人類透過「自然法則」成功防治了可怕的疾病：以黴菌毒素（黴素）對抗細菌感染，透過微量病毒毒素（疫苗接種）預防瘟疫流行；或經由外科手術切除異常腫瘤之後，人體器官細胞只要在無菌環境下便能自我療癒手術之傷口。

事實上，醫生的職責所在，即是提供人體器官細胞，一個啟動自癒功能的「綠色的內外在生存環境」。

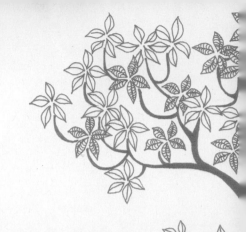

主流醫學為何失靈

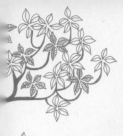

猝死不止步

　　2010年7月返台，看到28日的各大新聞報導：「司機中風、車墜坡，32師生傷重」，及「猝死前　勇司機硬撐救20生」。一名六十三歲司機，突發中風，遊覽車失控，衝下山坡，車上戶外旅遊教學的師生，因而重傷。當營救時，司機右手仍不斷抽搐，右邊手腳無法動彈。同一天，另一位校車司機，突發心臟病，但在嚥下最後一口氣之前，他一手撫住左胸（心絞痛）一手握住方向盤，並將車停住路旁，車上的學生因而平安無事。雖然這是不幸中之大幸，沒發生重大傷亡，但是，一天之內，突發兩起心臟血管病變的驚險案例，令人不得不心有餘悸。

　　每年，在全球的精英人才與我們周圍的至親好友中，總有一些人沒留下隻字片語就猝然離世，不僅令人感受到遺憾與震驚，更印證了「天有不測風雨，人有旦夕禍福」，「死神」隨時降臨的恐懼陰霾，時時籠罩著人們心靈。

　　二十一世紀的醫學與科技無限發達，人類為何仍無法精確預警心、腦血管病變的猝死？心、腦血管專家為何無法有效扼止猝死的發生？為何心、腦血管專家也喪生於猝死？根據統計，每年世界上心、腦血管專家、醫生，高達千百人

命喪於猝死。究竟是為什麼？這無異於「出師未捷，身先死」，更別說一般的人，真是情何以堪呀！

主流防治猝死七法

人體的心臟與血管，構成一套完整的血液循環系統，因此心、腦血管的病變，不外是循環系統的血管通路發生問題，或者血管通路內的血液發生問題；不管是任一或兩者同時發生病變，都將引發心、腦血管病症。由於心臟是人體血液循環的動力核心，一旦心臟收縮動力不足或停頓時，人體各器官細胞供血、供氧的功能也立刻衰退或停頓，導致各器官細胞陷入死亡的危機之中。

當前，國際上一流的心、腦血管專家醫生，大致採取以下七種防治方法，清除心、腦血管病變的危險因子，防治血栓形成與血管粥狀硬化病變，以避免猝死的發生：

1.戒煙：

減少一手菸或二手菸的接觸，避免引發心、腦及動脈血管收縮，防止血管內皮細胞的破壞。

2.有氧運動：

增加血液中的含氧量，促使血管內皮細胞產生 NO，增進血管內皮細胞的修復，防止內皮細胞「粥狀斑塊與粥瘤」的形成與惡化。

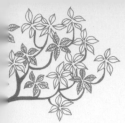

3.地中海式飲食療法：

增加維生素、微量元素與礦物質的吸收，促進血管內皮自我產生「天然心臟藥」——NO，復原血管內皮細胞的損傷，消除血管「粥狀斑塊與粥瘤」的阻塞或破裂。

4.擴張血管藥物：

如硝酸類藥物，可以防治血管狹窄，增加心、腦血管的血流量及供氧量。

5.降血壓及降血糖：

以藥物降低血壓及血糖，避免血流壓力及高濃度血糖刺激血管內皮細胞，而損傷內皮細胞、降低 NO 的自製功能，引發「粥狀斑塊及粥瘤」及動脈血管阻塞或破裂。

6.抗凝藥物：

採用阿斯匹林等抗凝藥物，防止血小板等凝集，以減少血栓形成。

7.心、腦血管手術：

當動脈血管嚴重粥狀硬化阻塞，或是出現粥瘤破裂危機時，藉由「支架手術」擴張或強固血管壁，或刮除頸總動脈粥狀斑塊手術，以疏通阻塞及解除破裂的危機。

儘管，這些方法大大降低心、腦血管病變引發猝死的機率，然而，每年猝死發生率依然高達20%以上，讓這些世界一流的專家也自我坦誠：「目前這些醫治的方法，不是最理想的

防治猝死方法」。

左右為難的藥物治療

自古至今，「治病不離藥」的觀念，始終不曾動搖。在世人心中，治病的最高境界「不藥而癒」，無疑只是傳說中的神話，人們多半認定沒有使用藥物的治療，不算治療也不可能治好病。不論古今中外，大部分醫學都汲汲營營於藥物的研發，尤其十九世紀以來，歐美各國更運用科技方法，研發治療各種疾病的新藥物。

然而，絕大多數的藥物，除了具有控制某些病變、幫助某些病症的療效之外，總會帶來引發其他病變與病症的副作用。現在我們以主流心、腦血管專家常用的防治猝死藥物：擴張血管藥物、降血脂藥物、降血壓藥物與抗凝血藥物為例，一一探討與檢視，藥物的理想防治與實際落差。

1.擴張血管藥物：

▲血管張力激素抑制劑：治療心衰竭和高血壓具有良好效果，但是副作用是咳嗽，發生率高達20%至30%；此外，使用時必須提防血鉀過高的危險性。

▲鈣離子阻斷劑：這藥物種類繁多，主要作用是促使平滑肌放鬆，以引起血管擴張、增加心肌供氧量，對於治療心絞痛極有幫助。然而，平滑肌放鬆卻導致膀胱無力而頻尿，

或減緩腸子蠕動而便秘。最近，美國研究報告指出，某些鈣離子阻斷劑，用於高血壓及冠心病的治療，結果卻造成死亡率升高，應格外小心與注意。

▲硝酸類製劑：硝酸類直接供給人體「NO」，達到擴張血管的作用，包括冠狀動脈、所有動靜脈血管等，其中以擴張靜脈的效用最為顯著。靜脈擴張時造成周邊血流囤積，減少回流心臟的血液，因此減輕心臟的收縮及負荷；冠狀動脈擴張時，增加心肌細胞的供血量，改善心肌缺氧的狀況，可緩解冠狀動脈心臟病如心絞痛、心肌梗塞的症狀。

然而，這類藥會導致血壓突然下降，引起頭暈和頭痛的副作用，因此使用硝化甘油片時，必須坐下以免血壓突降而昏倒。尤其是老年人的感受更明顯，時常引發姿態性低血壓。最可怕的後果是，長期使用將面臨「賠了生命又折兵」的困境，不僅血管內皮細胞永久喪失自製 NO 的功能，而且血管對人工的 NO——硝酸類製劑將產生耐藥性而不起作用。

▲毛地黃：由植物提煉而來的強心劑，運用於治療心臟衰竭已超過二百年歷史，但是容易造成中毒而引發心律不整，長期使用毛地黃而中毒者時有所見，因此採用時必須格外謹慎。日本成藥「救心」內所含的蟾蜍酥，是一種動物性毛地黃，過量時也會中毒。

2.降血脂藥物：

▲膽酸結合樹脂類：可以減少膽固醇吸收、增加膽固醇排出，但是會造成腸胃道不適、妨礙其他藥物吸收等副作用。

▲纖維酸衍生物：主要作用是降低血液中的壞膽固醇與三酸甘油脂，可能副作用為腸胃不適、疲倦、頭痛、肌肉酸痛、肝功能指數上升等。

▲菸鹼酸：可以減少壞膽固醇、三酸甘油脂，並增加好膽固醇的濃度，但容易引起腸胃不適、高尿酸、痛風、紅疹等副作用，長期服用還會增加膽結石的機率。

▲史坦汀類：最強效的降膽固醇藥物，可以抑制膽固醇合成，並降低血中的膽固醇含量，但會有腸胃不適、肝功能指數上升、肌肉酸痛等副作用症狀。

▲膽固醇吸收抑制劑：減低腸子吸收膽固醇的能力，但是也帶來腹瀉、腹痛、頭痛等副作用。

降血脂藥物確實能減少膽固醇、降低三酸甘油脂，有助於打破心、腦血管病變的「猝死弦律」。然而專家發現，這些藥物會增加肝細胞代謝功能的負荷，最後導致肝臟代謝脂肪酸的功能衰退，反而加重血脂肪及膽固醇的血中濃度。

3.降血壓藥物：

▲甲型中樞神經阻斷劑：這種治療高血壓藥物，常引起口乾、頭暈等症狀，併發老年癡呆症病人需要特別小心使用。

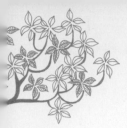

　　▲乙型阻斷劑：是治高血壓的常用藥，也是治療心絞痛和心肌梗塞的重要藥物，卻會造成血膽固醇及血脂肪升高。凡是氣喘、心臟衰竭或心臟傳導系統障礙等症狀者不宜使用，此外，老年人若合併周邊血管病變、糖尿病、情緒低落或膽固醇過高者須慎用。

　　▲利尿劑：高血壓和心臟衰竭的常用藥物，可以有效控制高血壓現象，預防動脈剝離與血管瘤破裂的大出血，以及減少心臟負荷和避免心臟衰竭，令主流西醫相當沾沾自喜。但是，利尿劑副作用很多，人體鈉和鉀常因利尿作用而流失，造成低鈉或低鉀症，也經常引發心律不整而危及生命，或是引起高尿酸血症、誘發痛風性關節炎，甚至使血液中的鈣、脂肪濃度上升，增加動脈硬化的危險性。2005年歐洲一項研究顯示，長期服用利尿劑的高血壓病人，引起糖尿病的機率相對提高。

4.抗凝血藥物：

　　▲阿斯匹林：阿斯匹林本來用於消炎、止痛和退燒，由於具有防止血小板凝集的功能，可以減少血栓形成，避免冠狀動脈阻塞及心肌梗塞；一般醫生認為，對於合併冠狀動脈心臟病的患者而言，阿斯匹林是理想的預防藥物。主要副作用是刺激胃黏膜、引起潰瘍，甚至出血，因為造成老年人十二指腸潰瘍及腦溢血的比例相當高，應謹慎使用。

▲得泰寧：得泰寧（Ticlid）是商品名稱，成分中有血小板抑制劑（Ticlopidine），在歐美國家的臨床經驗上，使用後可減少20%或30%的腦中風機會。雖然預防腦中風的效果較佳，但副作用卻比阿斯匹林更大，約20%的病人服用後會產生腹瀉的情況，10%病人會出現皮膚藥疹。

▲保栓通：保栓通（Plavix）也是商品名稱，為最新血小板抑制劑（Clopidogrel），具有阿斯匹林的優點，如預防心肌梗塞、腦中風，卻沒有阿斯匹林的副作用，如胃部不適、潰瘍或出血，或腎功能衰退等，此外，還可降低罹患大腸癌的機會。由於效果比得泰寧強百倍，保栓通已逐漸取而代之。然而，最新的研究報告卻指出，使用保栓通而引發腦溢血的機率，足足提高了5倍。

▲抗凝血劑：此藥可抑制肝臟合成的凝血蛋白，使血栓不易形成，但使用過量可能導致血液凝固機轉異常而出血，部分滅鼠藥包含這種成分。

一般談及心、腦血管疾病，必定提到危險因子——膽固醇。據美國國立循環器官研究中心統計，老年人罹患心、腦血管疾病的最重要危險因子，是血中膽固醇總量（TC）的高低。但是根據日本的研究，膽固醇並非越低越好，當血中膽固醇低於140，腦中風的機會反而提高；年輕人或中年人血液中壞膽固醇含量過高，也可能增加腦中風的機會。

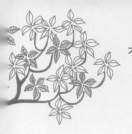

此外，根據德國專家研究，高血壓病人與糖尿病人罹患心肌梗塞的機率，為正常人的 2 倍，若加上高血脂症則暴增為 15 倍，可見動脈硬化與高血脂具有密切關係。其實，相互連鎖影響的慢性病如高血壓、高血脂和糖尿病等，經常是二、三種病變同時存在，因此使用藥物時應考慮彼此關係與影響。

例如治療高血壓的乙型阻斷劑，會使血中脂肪和膽固醇濃度升高，另外也會使血糖難以控制，所以治療併發糖尿病或高血脂症的高血壓病人時，經常在未察覺其他合併病變的情況下，選用不適宜的藥物而危及生命。此外，治療高血壓和心臟衰竭常用的利尿劑，往往會提高血液中的尿酸及脂肪濃度，甚至因此加重痛風及血脂的症狀。這種「左右為難」的治療方法，令醫生與病患雙雙陷入難解的困境之中。

令人無所適從的研究報告

然而，每隔一段時間，國際上知名學術研究機構，便會對這些藥物與治療方法，提出前後截然不同的報告，甚至推翻過去的治療原則及方法。最近，就有以下幾件讓醫生與病人無所適從的驚人新報告：

1.降血糖無法避免猝死：

美國國家衛生研究院「國家心肺及血液研究中心」與「國家糖尿病、消化、腎臟疾病研究中心」，對糖尿病、膽固醇、

高血壓分組進行實驗研究，結果顯示嚴格執行血糖控制、將血糖降到正常者，死亡率反而高於血糖控制較不嚴格的對照組；而且兩組的死亡病例大多是心臟病，並非其他不尋常的病因。

這項研究報告經紐約時報披露，震驚了全世界的醫學界及糖尿病患者，完全推翻數十年來專家醫生所相信，糖尿病患降低血糖的同時，也減低死於心臟病、猝死的機率。「美國糖尿病協會，陷入了兩難之境」，美國心臟病學院院長表示：「這個發現令人不安與困擾。畢竟，這五十年來，我們一直強調降血糖。」華盛頓大學的研究人員也表示，難以向病患解釋這項研究結論。

2.阿斯匹林引起腦溢血：

2009 年，荷蘭研究人員在美國《神經病學文獻》上發表報告說，服用阿斯匹林、卡巴匹林鈣等血小板聚集抑制劑類藥物，可能會增加老年人腦出血的風險。荷蘭鹿特丹伊拉斯謨斯大學醫學中心的研究人員，針對 1062 名平均年齡 69.6 歲的老人進行「腦出血與服用抗血栓藥物間的關係」研究。研究人員發現，與未服用抗血栓藥物的老年人相比，服用阿斯匹林或卡巴匹林鈣的老年人，接受核磁共振攝影檢測時，腦部普遍出現出血的狀況，而且服用劑量越大，腦出血的可見程度越高。

這些研究報告，令醫生與病人無比訝異，因為一直視為「正確」、「正統」、「主流」的治療原則與方法，卻引

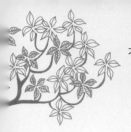

來更嚴重的致命後果。醫生本來是「救人治病」，不料卻變成「害人致命」，而病人本來是「就診醫病」，結果卻變成「自尋死路」，招來更致命的後遺症。

最可怕的是，當今醫學上還有多少相同的治療原則與方法，每天每時每刻仍舊進行著「害人致命」的醫療？醫學真的「只有藥物才能治病？」，「離開藥物就不能治病了嗎？」，以「救人」為天職的醫生們，應好好檢視與思考這個嚴重的問題。

藥物、手術並非萬能！

太多太多的案例，以支架手術治療心血管狹窄或阻塞後，醫生常以阿斯匹林等抗凝血栓藥物控制血栓，企圖減少心血管的狹窄與阻塞。可是大部分動過手術的病人，仍得陸續做第二支、第三支，甚至更多支架，其中最知名的莫過於「李登輝前總統的七、八根支架手術！」。

阿斯匹林也失靈

為什麼已經服用阿斯匹林或保栓通等血小板抑制劑，卻還需要一再做支架手術呢？難道阿斯匹林等藥物不靈了？事實上，問題不在於藥物，它確實能夠預防血液的凝結及血栓的形

成，然而影響心、腦血管狹窄或血栓形成的因素，不單是血液問題而已，還有血管、血流速、以及心臟收縮等問題。

通常，需要進行心血管支架的病人，多半都有幾十年的高血脂、高血糖或嚴重心血管病史。當心臟冠狀動脈的某段嚴重狹窄或栓塞，血液無法順暢流通，造成心臟某部位心肌梗塞與缺氧，擾亂了心臟的正常收縮甚至停擺時，只好進行「心血管支架」手術以緊急「救命、救心」。

事實上，人體動脈血管狹窄與栓塞現象是全面性的病變，只是某段心血管特別嚴重，必須先做支架疏通；病變程度輕微的血管，若缺乏良好的預防措施，有朝一日也會演變成嚴重的狹窄與栓塞。阿斯匹林只是解決「血液的血栓問題」而已，已經形成粥狀斑塊病變的「血管問題」該怎麼解決呢？然而，當今的心臟權威專家們，對於這個問題似乎視若無睹，令人相當納悶！

優秀的一流心臟權威專家，怎麼可能忽略這個問題呢？幾番思索依然無解，唯一可能的解釋：因為無法根本解決血管病變，所以乾脆「視若無睹」；並非不為而是不能，只好暫時以藥物緩解血栓。眾所皆知，河流流速減緩時，容易造成河中雜物、垃圾淤積；同樣的，血管壁狹窄及血粘度高時，導致血流速減慢，則容易引起血液中雜質的沉積。

雖然，阿斯匹林等藥物能溶解一些血栓，卻不能完全預

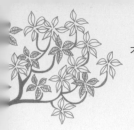

防血栓的形成，如果某段沉積於血管的粥狀斑塊脫落，隨血液流動並沉積於心、腦血管的某段，阿斯匹林等藥物是無法溶解的；一段時間之後，又演變成更嚴重的狹窄或阻塞，豈不又得再加裝支架？

這些藥物無法防治「一再做支架手術」的心血管病變，只能防治「血液的凝血與血栓」，稍稍減緩嚴重的病變，根本無法解決血管粥狀斑塊或粥狀瘤的問題，因此臨床上經常出現，使用藥物治療的同時，仍一再復發或引發腦中風、腦溢血、心肌梗塞或猝死。所以建議，凡是有類似困擾的病患，一定要根本治療才是上策。

藥物只能暫緩症狀

目前，運用於心、腦血管病變的藥物，大多以改善各種病變的現象為主，卻忽略了病變的主因：血管內皮細胞不能自製「NO」，才引起血管粥狀硬化斑塊與粥瘤的阻塞。經由藥物刺激或抑制神經，僅能促使血管暫時擴張以增加供血、供氧量，但是血管壁因脂質沉積而增厚、硬化，血管將逐漸失去彈性，難以直接被藥物所擴張。何況，藥物具有作用期與消耗期，必須一再補充藥物，因此不得不長期使用，甚至「終生」使用。

藥物的控制治療，最大的難處是「藥效過了必須再

吃」，而且無法根本治療與預防，何況還有許多副作用。回顧一下，高血壓是如何治療的？主流西醫採用「降血壓」這一招，讓血壓下降，心臟無須增強收縮壓力，自然達到「保護心臟」之效。然而，深入探索卻發現，膽固醇、血脂肪及血粘度依然居高不下，血管粥狀硬化與阻塞的情況依舊存在，全身血流速及血 流量仍不足，降血壓藥反而造成「血流動力不夠」，讓人體器官細胞缺血缺氧問題益加嚴重，結果人體全身器官組織如腦細胞、心肌、肝臟、胰臟及腎臟……等的功能，將全面衰退。

幾年之後，可能因此出現腦中風、老人癡呆、心肌缺氧梗塞、肝纖維化或硬化，糖尿病、尿毒症的洗腎，甚至細胞癌變等等。當今，人類十大死因的前五大病症，可能都是因「降血壓」而引起。

藥物只能暫時控制高血壓、高血糖及血栓的表像而已，無法根本解決血管的病變問題——血管內皮組織喪失自製「NO」的功能，一旦藥物作用消失時，這些血液不正常的表像再度顯現。如此周而復始的控制治療，頂多控制病變血管變嚴重的速度，血管內皮細胞仍然繼續受到損傷，血管粥狀硬化斑塊與阻塞依然繼續惡化，直到「猝死」的突發。這就是目前心、腦血管疾病藥物治療的實際狀況。

所以，美國約翰・P.・庫克（JOHN P. COOKER, M.D.,

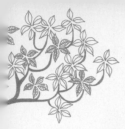

PH.D.）博士認為，真正徹底的心、腦血管病變根本治療法則，重點在於如何復原人體的心、腦血管內皮組織細胞，激發其自製「NO」——天然心血管良藥的功能，促使心、腦血管內皮細胞發揮自癒作用，逆轉心、腦動脈血管粥狀硬化與阻塞的病變，才能真正遠離猝死。

手術並非救命的上上策

遺憾的是，一般冠狀動脈發生阻塞與狹窄的人，經常等到絞痛、胸悶、呼吸困難、心肌梗塞……等心臟病症出現時，才開始找醫生就診，有時甚至來不及看醫生就突發猝死了。通常，專家醫生依據病況的不同，採用以下處理方式：

▲當心血管阻塞或狹窄不嚴重時：首先勸戒病人注意飲食、不可過度操勞、適當運動，以及服用降膽固醇、降血脂、擴張血管以及抗凝血的藥物……等。

▲當心血管阻塞或狹窄嚴重時：面對嚴重阻塞或狹窄者，就採取精良的外科支架手術，將阻塞嚴重的部位予以擴張，讓血液暫時暢達心臟，減輕心臟缺血、缺氧的病症，或避免猝死的發生。同時，給予保守的藥物防治方式，暫時控制與預防「再狹窄」。

以往的心臟權威認為「心血管成形術」，是減輕冠狀動脈狹窄與阻塞的唯一有效方法，然而當氣囊充氣張開心血

管，卻可能引起硬化斑塊破裂及血管壁撕裂，造成血管內皮組織更嚴重的損傷。當血管內皮從手術部位脫落，反而導致更嚴重血凝斑塊形成。

現今的心血管外科專家則採用心血管支架手術，將一種可擴張的網狀金屬小支架，藉由氣囊導管插入心臟冠狀動脈，將覆蓋支架的氣囊放於血管狹窄部位後，先把氣囊充氣撐開網狀支架，再把氣囊放氣撤出導管，讓支架留在血管內，以達擴張堵塞部位、保持血流通暢之效。

雖然，網狀支架手術較不會撕裂血管內皮細胞，但當血管被氣囊與支架撐開時，血管皮內細胞仍會受到損傷，損傷處逐漸形成瘢痕，如果瘢痕過度形成將擴展至受損部位，則容易導致心血管再度狹窄、胸痛及心肌梗塞，這種病變過程稱為「再狹窄」。約有40%的病例，術後不久即引起動脈再狹窄，因此多數人在術後需合併口服抗凝血藥（包括阿斯匹林），預防可能馬上發生的「再狹窄」。

一般人的動脈粥狀硬化病變，需歷時數十年，才演變成血管狹窄；然而，造成「再狹窄」所需要的時間——大約只要 3～6 個月。許多專家研究發現，支架手術配合抗凝血劑的治療，對於「再狹窄」的病變無顯著效果，經常必須一再進行第二次、第三次心血管支架手術，反而增加致命的併發症——猝死。

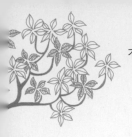

　　因此，專家們研發一種治療外周動脈疾病的「丙丁酚
（probrcol）和西洛他唑，有助於減緩血管的再狹窄」。然而諷
刺的是，丙丁酚會引起更嚴重心律異常，如今在美國已遭禁
用；西洛他唑則會增加心律，不利於心臟病患者。不論手術或
藥物，僅能暫時救治心血管的堵塞，或暫時減緩「再狹窄與堵
塞」，無法徹底解除心、腦血管粥狀斑塊硬化阻塞的病變，甚
至可能引發致命的後遺症。

支架手術的危險性

　　心血管支架手術使心臟冠狀動脈擴張，改善血流、緩解胸
痛，並暫時防治心肌梗塞及猝死，成功率高達98%～99%。不
過，成功率是指手術過程安全成功，並非心血管病變完全恢復
正常的成功率，所以是成功的心血支架手術，血管再狹窄與再
阻塞的大問題，依然存在。

　　至於，1%～2%的失敗支架手術，導因過程中即發生
「手術中死亡」（Die on Table），或是狹窄阻塞的血管無法張
開，隨時處於猝死的危險之中。雖然進行支架手術時，有一
些特殊的裝置和藥物，可以防止導管穿刺部位出血，可是當
導管從腿動脈進入主動脈和心臟冠狀動脈時，任何一段血管
都可能發生被戳破的意外，引起大量內出血而喪命。有時，
還可能因為對藥物和造影劑產生過敏反應，以致血壓嚴重下
降、呼吸困難而威脅生命。

除此之外，醫生進行導管穿刺時，也可能推擠到硬化斑塊造成破裂，導致血凝斑塊脫落形成冠狀動脈阻塞，引發急性心肌梗塞而猝死。許多患者於心血管支架手術後，還得忍受斑塊碎片堵塞之苦，如果碎片進入腎動脈，病患須仰賴透析「洗腎」維持生命（心臟仍未得救，卻又傷了腎臟）；如果碎片進入腹腔動脈，便引起腹絞痛，甚至腸道壞死；如果碎片進入頸動脈或腦動脈，則導致腦梗塞。

從根本治療才合理

支架手術有其偉大的貢獻，擴張、疏通嚴重阻塞的血管，保護接近破裂的血管粥瘤，將許多心、腦血管病變患者，從死神之手中搶救回來，避免不少「猝死」意外。然而，這些救命的權宜之計，並不合乎生理與病理，因為：

▲一來，支架材料這些異物入侵，將導致內皮損傷更加嚴重，而容易引起「再狹窄」或破裂。

▲二來，姑且不論人體動脈血管總長近十萬英里，單單三條冠狀動脈，就不可能全靠「支架手術」疏通。

因此，李前總統第一次請日本專家裝心臟冠狀動脈支架時，我們就曾預測「還有下一次」，果然後來一再做支架手術，至今已將近七、八次，據說破了「世界金氏記錄」。當初，之所以如此大膽預言，正是因為每條血管都相當長，而

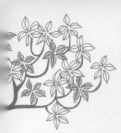

支架手術只是解決阻塞最嚴重的地方，如果不從整體動脈血管治療，單純裝支架只能暫時救急，以後心血管還是可能發生阻塞。

「支架」手術的治療，就好像在地基鬆軟的河岸上架橋，假如地基鬆軟問題沒有妥善解決，可能每隔一段時間就得再裝支架。換句話說，血管支架手術只是暫時的急救治療，並非根本治療。即便血管支架手術成功，心、腦血管病變也沒有完全逆轉，或許能稍加減輕心、腦血管病變，卻不能完全治癒病變。

美國約翰‧庫克博士曾發表：以支架擴張及支撐血管壁時，雖然可使嚴重阻塞的血管得以暫時暢通，卻造成動脈血管內皮細胞的更嚴重損傷，大大降低「NO」的自製功能，有朝一日將帶來更嚴重的血管阻塞或破裂，反而引發「猝死」。所以心血管手術只能救急於一時，對於已形成「半阻塞」的血管，只能以抗凝血劑減緩栓塞，嚴密監控之餘也只有束手旁觀，等待血管堵塞嚴重到危及生命時，再以支架手術緊急擴張與疏通。請問這算是先進的、尖端的醫學治療方法嗎？充其量不過是「束手無策」的權宜之計，絕非「治病救命」的醫術與醫學！

當今歐美許多主流醫院與專家，除了急救時採用支架手術外，沒有迫切性的心、腦血管阻塞，則改採「螯合療法」

（Chelation Therapy）消除動脈血管內的粥狀斑塊，只不過治療期間長達二、三個月，而且超高劑量的維生素、微量元素及 EDTA，經常引起病人的劇烈疼痛與不舒服感。反觀「綠能整合醫學」療法，除了補充低濃度的維生素、微量元素及 EDTA，可以避免劇烈疼痛；併以聲、光、電、磁場的物理能量激發，只需治療十天或二十天，即能促使動脈血管內皮恢復自製 NO 的功能，逆轉心、腦動脈血管粥狀斑塊硬化、狹窄與阻塞，產生真正「根本治療」的自癒作用。（請參見表一、表二之統計）

　　以上主流西醫的治療，如同交響樂的指揮，是否能將「猝死弦律」——高血壓、高血糖、高血脂、高膽固醇、高血粘度，演奏成動人心魄的貝多芬第五交響曲——「命運」，徹底改變「猝死」的命運？完全掌握在主流西醫手中的指揮棒。當今的藥物與手術治療，似乎使「猝死弦律」五重奏交響曲變得美妙與悅耳，令病人及醫生都沉醉於「美麗」的音色之中，然而其中卻暗藏著比「猝死弦律」更加危險的「追魂奪命的魔音」。

真實案例一：

美國克萊斯勒汽車的高級財務顧問李先生，五十二歲時，因心律不整、胸痛、胸悶、呼吸困難，甚至走不了幾步就需停下來喘息，在美國做了緊急支架手術。李先生術後一直聽從醫生囑咐多休息，並服

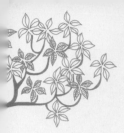

用阿斯匹林防治血栓及斑塊，但是經常感覺全身無力、無法走遠，因此醫生建議再裝第二根支架。

他後來經友人介紹來到中心，經過「波動資訊能量整合療法」一個療程之後，心律恢復正常，胸口不再悶，體力恢復正常，一次走三公里也不必停下來休息，令他的美國心臟科主治醫生大感驚奇。從此，他每隔半年回中心做一次「保健」治療，至今沒有再復發心肌缺氧症狀，也沒有再做任何支架。

真實案例二：

年僅 50 歲的黃先生，沒有高血壓、沒有心律不整，但有糖尿病、高血脂、高膽固醇。二年前的一天，黃先生打高爾夫球時，感覺胸悶不舒服，經醫院急診室檢查發現，心血管有六處嚴重狹窄，馬上進行支架手術，一口氣做了六根支架。有之後遵照醫囑服用抗凝血劑與降血糖、降膽固醇、清血脂……等藥物，預防心血管再狹窄。

然而，因為事業上的需要，每隔二、三天就應酬喝酒，每次至少喝掉半瓶白蘭地。最近半年，他又開始出現胸悶、手指麻木。經主治醫師以正規流程檢測，顯示一切報告都在可接受的範圍，也沒發現嚴重再狹窄、再阻塞現象，所以僅叮嚀：「不必太緊張，如果再度出現嚴重狹窄，屆時再做支架就可以了」。

醫生的話聽似輕鬆、有理，但是聽在病人及其妻子耳裡，卻是擔心害怕。恰巧黃太太逛書店時發現敝人拙作，於是向出版社打聽而聯繫上，2009 年 9 月前來上海諮詢。當詢問他是否瞭解目前體內血小

板、膽固醇、動脈血管流速與流量的情況，得到的回答是：「專家主治醫生都不太清楚，我怎麼可能知道。」於是我們安排了「MTD—熱CT」掃描、「專業一滴血」及頸總動脈超音波的另類檢測，結果如下（圖41、圖44）：

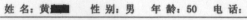

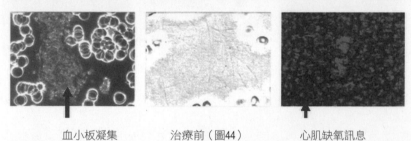

血小板凝集　　　　治療前（圖44）　　　　心肌缺氧訊息

結果顯示：血小板嚴重凝集、心肌缺氧與腦部缺氧、心臟供血明顯不足，黃先生看了結果相當驚訝，強烈質疑「抗凝血劑沒效嘛！」。「事實上，不是沒效，如果沒服用，可能更嚴重」，聽了我們答覆之後，他認為有道理，但是接著又憂心忡忡地問：「那該怎麼辦？我的心血管專家主治醫生告訴我，等更嚴重時再做支架，莫非只能眼睜睜等待與觀察？難道沒有解決血小板凝集與血流量、血流速不足的好辦法嗎？」。

按照主流醫學心血管專科的正規流程，確實只有繼續等待與觀察，因為狹窄與阻塞尚未達到需要「支架手術」的嚴重程度，如果馬上進行「支架手術」治療是不合醫理、天理與道理。但是，眼睜睜等待病情更加嚴重，就合乎醫理、天理與道理嗎？於是，他決定接受

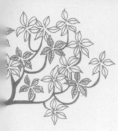

「綠能整合醫學療法」，經過十次的治療後，胸悶、手指麻等症狀消失了，複檢的結果如下（圖45、圖46）：

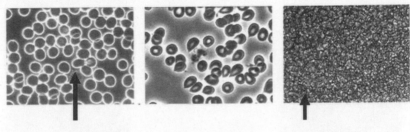

姓 名：黃■■　　性 別：男　年 齡：50　电 话：　　　　　　　　编 号：12763

血小板凝集消失　　　治療後（圖45）　　　心肌缺氧恢復

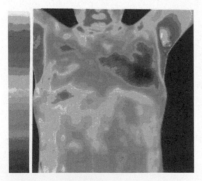
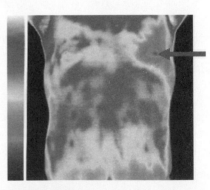

治療前（心肌缺氧訊息，MTD）（圖41）　　　治療後（圖46）

看了複檢報告，夫妻倆都十分高興，也放下那顆憂心忡忡的心，但是接著非常關切地詢問「以後如何保健？可不可以再應酬喝酒？主治醫生的處方藥物是否需要繼續服用？」其實，每隔三個月做一次「專業一滴血」，追蹤血液中的血小板是否凝集、膽固醇結晶體積

是否正常，每隔半年做一次頸總動脈杜普勒超音波，檢查粗大血管的流量、流速是否正常，是否沉積粥狀斑塊阻塞，即可推斷心、腦微細血管是否病變，是否需要再以主流西醫其他精密儀器檢測。

至於，心血管專家的正規防治藥物，怎麼可以不服用呢？當然必須繼續服用，不過應酬喝酒最好避免。黃先生看了太太一眼說：「這些都可以做到，但是應酬喝酒可能免不了，只能儘量減少，因為不應酬喝酒，生意可能少了一大半」，可見事業成功的背後，確實各有一本「難念的辛苦經」，經常賠上健康與生命。

於是我開玩笑地說：「如果真的無法避免，只好花錢買命了！」，建議黃先生每三個月或一旦感覺異樣症狀，即回來以「綠能整合醫學療法」做「定期保養」，激發內皮組織細胞恢復「NO」的自製功能，以解除心、腦血管病變與猝死的因子。如此，「再狹窄」的復發機率就不大，也可以避免一再進行支架手術。

真實案例三：

78 歲的孫將軍是空軍退休將領，身體一直很健康，但是前兩年突發胸痛，緊急送醫做了一根支架手術；八個月後又因心血管狹窄，再度做了一根。近半年來，他經常胸悶、呼吸不順暢及嚴重失眠，看了朋友送的《達賴喇嘛也失眠》及《從夢境看健康》，透過出版社與網路輾轉聯絡上我們。2009 年 10 月在太太陪同下到上海諮詢，希望能解決擾人的失眠問題（已增加至兩顆安眠藥量，效果依舊不彰）。

初步判斷，可能與腦部缺氧有關，因此安排他進行「專業一滴血」

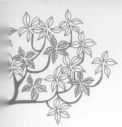

檢測，果然發現心臟與腦部缺氧、肝功能負荷過重等訊息，這「可能是服用安眠藥的副作用」（圖47、圖48、圖49、圖50、圖51、圖52）。之後，再安排「頸總動脈杜普勒超音波」，檢測結果如下表：

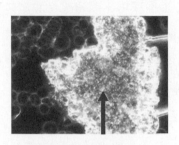

大斑塊凝集（圖47）

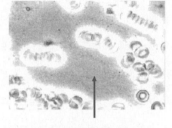

肝負荷過重（圖48）

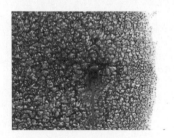

心肌缺氧（圖49）

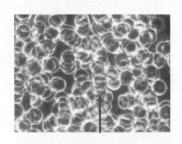

紅血球重疊（圖50）

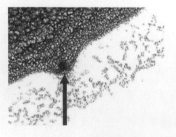

腦部缺氧（圖51）

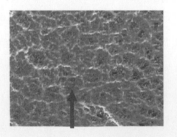

微循環不良（圖52）

右側頸動脈流速不足，每分鐘流量只達正常的 1/3，並且發現左側 2.9×0.3mm^2 及右側 1.2×0.2mm^2 斑塊。

上海国宾医疗中心
超声报告单

超声号：281519
卡　号：20505726

姓名：孙■　　性别：男　年龄：**78**　　通讯地址：
临床诊断：体检　　　　　　　　　检查部位：颈动脉
图像质量：较好　　体形：　　　　联系电话：
存图：　　　仪器型号：LOGIQ 400 CL　　频率：

超 声 检 查 结 果

颈总动脉内径：右侧8.3mm，内膜中层厚0.6mm，左侧8.6mm，内膜中层厚0.7mm

峰值流速Vmas：　43cm/s　　　　　　44cm/s
最低流速Vmin：　18cm/s　　　　　　14cm/s
搏动指数PI：　1.9　　　　　　　　2.98
阻力指数RI：　0.8　　　　　　　　1.1
血流量FVO：　0.223　L/min　　　　0.17L/min
右颈总动脉内见1.2X0.2mm稍增强回声。
左颈总动脉内见2.9X0.3mm稍增强回声。
双侧颈总动脉内膜回声增强。

超声提示：
1. 双侧颈总动脉硬化伴粥样斑块形成，双侧中层内膜增厚。
2. 双侧PS，ED，MD流速慢，RI阻力高。
3. 双侧血流量FVO低

诊断医师：吴友元　　签名：
日期：2009-10-19 10:32:04

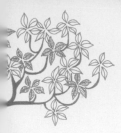

孫太太相當關切地詢問：「抗凝血劑、降血脂藥與保健品都按照醫生指示服用，怎麼還會這樣呢？」事實上，這些防治方法，並不能完全清除動脈血管的雜質沉積，也不能保證動脈血管不再阻塞與狹窄，只能減緩病變的病情而已，否則孫將軍就無須做第二根支架了。

經過「綠能整合療法」，第四天已經不必服用安眠藥即能入睡。完成五次治療後，再複查「專業一滴血」（圖53、圖54、圖55、圖56、圖57、圖58）及「頸總動脈杜普勒超音波」，結果如下表：

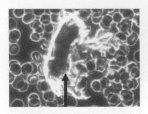

斑塊縮小分散（圖53）

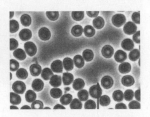

肝負荷過重訊息消失（圖54）

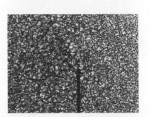

心肌缺氧改善（圖55）

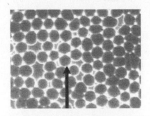

血球分散不重疊（圖56）

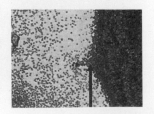

腦部缺氧改善（圖57）

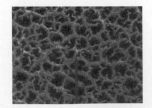

微循環進步（圖58）

上海国宾医疗中心
超声报告单

超 声 号：281519
卡　号：20505726

姓名：孙█　性别：男　年龄：78　　通讯地址：
临床诊断：体检　　　　　　　　　检查部位：颈动脉
图像质量：较好　　体形：　　　　联系电话：
存图：　　　仪器型号：LOGIQ 400 CL　　频率：

超 声 检 查 结 果

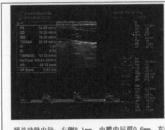 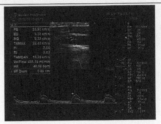

颈总动脉内径：右侧8.1mm，内膜中层厚0.6mm，左侧8.3mm，内膜中层厚0.6mm

峰值流速Vmas：54cm/s　　　　　　　55cm/s
最低流速Vmin：22cm/s　　　　　　　22cm/s
搏动指数PI：1.97　　　　　　　　　2.08
阻力指数RI：0.81　　　　　　　　　0.83
血流量FVO：0.595　　L/min　　　　0.451L/min

超声提示：
1. 双侧颈总动脉内血流峰值流速正常，血流量正常。
2. 双侧颈总动脉内未见斑块形成。
3. 双侧颈总动脉硬化

诊断医师：吴友元　　签名：
日期：2009-10-26 10:20:34

本报告仅供临床医生参考

45

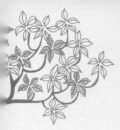

治療前、治療後的一滴血結果對比，顯示治療的成果為：

▲脂肪斑塊明顯縮小、變薄

▲肝功能負荷過重訊息消失

▲心臟缺氧訊息變輕微

▲紅血球凝集重疊恢復正常

▲腦部缺氧、供血不足訊息減輕

▲微血管不良循環的訊息變清晰

頸總動脈杜普勒超音波對比：

	治療前（09.10.19）		五天治療	治療後（09.10.26）	
	右	左		右	左
血流速	43cm/s	44cm/s		54cm/s	55cm/s
血流量	0.223L/min	0.17L/min		0.595L/min	0.451L/min
	1.2×0.2mm	2.9×0.3mm		消失	消失

孫將軍及夫人看了檢測報告，相當欣慰，一再訊問如何保健與複查，然後又感慨萬千地說：「這些西藥根本沒用，不吃也罷！」我趕緊出言制止：「不可亂停藥！心血管專家的藥還是得繼續吃，它雖然無法理想地防治心、腦血管病變，但是如果不服用，情況可能更糟糕、更嚴重」。

「綠能整合療法」縱使效果良好，卻無法每天治療，所以當心、腦血管病變恢復正常，仍需要自我保健與西藥防治來輔助。如果追蹤三個月後，沒有復發不正常的病變，西藥可以逐漸減量，一旦發現保健效果或西藥防治不理想，血脂斑塊體積增大、血流速及流量不足，或頸總動脈粥狀斑塊阻塞時，再隨時以「綠能整合療法」，保養治療二至三天，即可使心、腦血管恢復正常。因此，再做支架手術的機會就大大降低，可以向心、腦血管疾病與猝死說「再見」了！

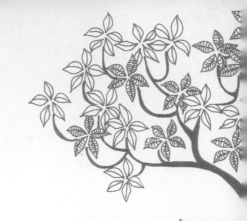

拒絕猝死宜忌口

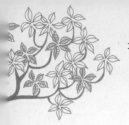

危險的口腹之慾

　　垃圾食物不僅無益於人體營養的補充，反而增加體內器官細胞的負擔，經過長時間的累積，使器官細胞內在生存環境受到嚴重污染，威脅人類健康的十大疾病與十大死因，正是人體器官細胞的全面反撲。

　　除非先天異常，大部分人的身體器官是正常健康的，之所以會引起慢性病變，大都是人為造成的。以汽車為例，當汽車行走一萬公里左右，潤滑油將變得烏黑濃稠，必須更換、清理及保養；人體也是一樣，吃喝是為了補充營養。然而，隨著文明、科技進步，以及人類生活的演變，吃與喝已不是單純地補充營養，而是毫無節制的「口腹之慾」，往往因此吃進許多垃圾食品。

　　以心臟冠狀動脈病變來分析：數十年的飲食「口業」，在體內漸漸堆積了膽固醇、三酸甘油脂及其他血脂等垃圾，部分垃圾堆積附著於體內血管，甚至造成血管狹窄與阻塞。倘若堆積嚴重之處位於心臟冠狀動脈，就會引起心臟供血與供氧不足，導致心臟病變、心肌梗塞或猝死。

食物中的致命陷阱

「一頓速食，就可能造成血管內皮細胞病變。」紐約州立大學布魯克林分院的羅伯特‧沃格爾博士，首先觀察到血管內皮細胞功能降低的現象，他研究發現：「在餐前和餐後，以超音波檢查方法，觀察手臂動脈鬆弛的變化。一位健康、血管內皮細胞功能正常、沒有任何動脈硬化病變的年輕人，吃了一個漢堡和炸薯條——富含飽和脂肪和反式脂肪的速食——兩小時之後，不僅血液中脂肪濃度增加，血管內皮細胞功能也衰退了一半。」

看似美味的食物中，卻暗藏著危害身體健康的垃圾，食物中的飽和脂肪、反式脂肪酸，是需要注意避免的不健康脂肪。不過，如果為了拒絕脂肪，而採用超低脂肪飲食方法，卻也可能適得其反，增加中風與猝死的機率。

1.飽和脂肪比高膽固醇食物更傷人！

脂肪越飽和，室溫下就越硬，例如豬油。相反的，人造黃油含有多聚不飽和脂肪，所以比較軟，植物油的多聚不飽和脂肪含量更高，因此呈現液體。脂肪越液體化，對心臟和血管就越好，讓血管內皮細胞越柔順、血液流動越順暢，而且柔順的血管內皮細胞，對於人體資訊的傳遞與反應也越敏捷。可是，目前大多數人都尚未意識到：「食用飽和脂肪食物，比食用高膽固醇的食物，所增加的血液中膽固醇濃度來得多」。

2.加工食品的反式脂肪酸真要命！

除飽和脂肪外，另一種需要避免的脂肪是「反式脂肪酸」。這種脂肪常存於加工食品中，包括商品化的烘焙食品，例如餅乾、小甜餅、蛋糕、蝴蝶脆餅和洋芋片等，其中的反式脂肪是由反式脂肪酸所組成。在工廠製造時，產商將氫加入不飽和脂肪內，讓液體的植物油變成固體（例如人造黃油），讓糕餅鬆脆可口。以植物油製作的人造黃油越硬，則需加入的反式脂肪越多，才能使其更像飽和脂肪。研究發現，食用反式脂肪酸占總卡路里6.4%以上的人，引發心肌梗塞或猝死的危險機率，是食用反式脂肪酸占總卡路里2.4%的人的兩倍。

3.過低脂肪反而引發中風、猝死！

大多數專家認為，從食物中就可以得到足夠的 ω-3 脂肪酸，但事實上，人體內 ω-3 脂肪酸卻經常不足。現代人的飲食當中，亞油酸（ω-6脂肪酸）和亞麻酸（ω-3脂肪酸）的平衡比例約為 20：1，不過有益於人體健康的比例，應該介於 10：1到 5：1之間。研究顯示，超低脂肪飲食方法，不利於胰島素抵抗綜合症（高三酸甘油脂、低有益膽固醇、高血糖）患者，而且過低脂肪的飲食可能增加中風與猝死的機率。所以，千萬不可隨便「斷食減肥」。

食物影響血管內皮細胞

　　血管內皮細胞健康與否，關係著人體的健康，而血管內皮細胞健康與否，又受到食物的影響。專家研究證實，正確的飲食可以恢復血管內皮細胞健康，促進天然心、腦血管藥物——「NO」的自製功能，可以改善血流量、減輕心腦血管病變、預防心肌梗塞和腦中風或猝死的突發。但是，不正確的飲食將造成血管內皮細胞損傷，並降低自製「NO」的功能。我們試從以下三大類食物，簡略說明正確與不正確的飲食之別：

1.碳水化合物類食物：

　　當碳水化合物來自白麵包或通心粉時，血管內皮組織只遇見糖；但是當碳水化合物來自水果時，內皮組織遇到的不只是糖，還有其他對內皮細胞健康有益的營養物質，例如：維生素、抗氧化劑和植物性化學物質。

2.脂肪類食物：

　　脂肪類食物，形成脂肪酸。如果吃了炸薯條，內皮組織遇見的是飽和脂肪酸及反式脂肪酸；但是吃了堅果等食物，內皮組織遇見的是益於血管內皮細胞的單體不飽和脂肪酸，以及維生素 E 和植物性營養物質。

3.蛋白質類食物：

　　蛋白質類食物，形成單體氨基酸。如果吃了漢堡裡的肉，

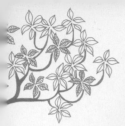

血管內皮組織將遇到蛋氨酸，這種氨基酸是同型半胱氨酸的前身，而同型半胱氨酸會破壞血管內皮組織；如果來源是大豆的蛋白質，血管內皮組織則遇見左旋精氨酸、植物性化學物質，而這些都有助於血管內皮組織發揮自製「NO」功能。

有益心、腦血管健康的脂肪

人體需要的健康脂肪，是多聚不飽和脂肪及單體不飽和脂肪的混合物。

1.單體不飽和脂肪：

單體不飽和脂肪，有時被稱為 ω-9 或油酸，源自於植物。單體不飽和脂肪能降低血液中「有害膽固醇」，但對「有益膽固醇」則毫無影響。有益心、腦血管健康的脂肪，大多數存在於菜籽油、橄欖油、堅果油和一些生油中，以及一些果實如堅果、酪梨、橄欖、榛果、杏仁和山核桃中。

2.多聚不飽和脂肪：

多聚不飽和脂肪也是有益於心、腦血管健康的脂肪，包括 ω-3 脂肪酸和 ω-6 脂肪酸；化學符號中，希臘字母 ω 是脂肪碳鏈中碳原子間的雙鍵符號，數字則是每一個雙鍵在分子中的位置，ω-3 代表第一雙鍵出現在碳鏈的第三個原子之後。

由於人體無法自行製造，所以 ω-3 脂肪酸和 ω-6 脂肪酸是人體內必需的食物成分，這兩種脂肪酸不會增加血液中膽固醇的濃度。至於反式脂肪與飽和脂肪酸，則比高膽固醇食

物更容易增加血液中膽固醇的濃度。

▲ω-6 脂肪酸：ω-6 脂肪酸（亞油酸）是一種多聚不飽和脂肪，存在於玉米油、大豆油、紅花油和葵花籽油等植物油中。通常，人們認為 ω-6 脂肪酸能同時降低血液中有害膽固醇及有益膽固醇的濃度，但不可用於高溫油炸，否則比高溫動物油炸的食物，更加傷害心、腦血管。

▲ω-3 脂肪酸：ω-3 脂肪酸被證實具有消炎作用，而動脈粥狀硬化時，常伴有血管壁白血球吞噬作用的「發炎現象」，所以有益於心、腦血管的健康與病變防治。雖然 ω-3 脂肪酸的主要來源是魚類，但深色葉狀蔬菜、堅果和亞麻籽也含有豐富的 ω-3 脂肪酸。

魚類脂肪中 ω-3 多聚不飽和脂肪酸約占40%，主要是十二碳五烯酸（EPA）和二十二碳六烯酸（DHA）。這些 ω-3 脂肪酸可以使血管更柔韌、內皮細胞更柔順，改善血管的舒張功能，也可以用來製造前列環素。前列環素具有鬆弛血管、改善血流量及流速、減輕血管壁增厚及阻止血栓凝集的功效；還可以阻擾一種引起血管收縮及血小板凝固的「血栓烷」TX 產生。此外，魚類脂肪對於高膽固醇也是益處多多，具有增加有益膽固醇，減少有害膽固醇的作用，並有助於減少血液中三酸甘油脂，降低體內自由基和引起免疫反應的物質。

所有魚類及海產品都含有 ω-3 脂肪酸，又以冷水魚，鮭

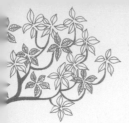

魚、鮐魚和鱒魚等的含量比較高，至於 ω-3 脂肪酸的最佳來源，究竟是養殖魚類或野生魚類呢？基本上，主要取決於魚的種類。然而，無論是何種魚，一定是吃清蒸或煮湯的，儘量避免吃油炸的，因為油炸過程中增加了許多反式脂肪，而其中大部分是對血管內皮組織極具傷害性的氧化脂肪。

促進心、腦血管健康的蛋白質

在維持心、腦血管的健康上，蛋白質也發揮相當重要的作用，其中一種維持心、腦血管內皮組織健康的蛋白質叫做「NOS」。這是一種特殊類型的蛋白質，同時也是一種加速左旋精氨酸轉變成「NO」的酶。當「NOS」分解時，人體器官必須嚴格按照原來的蛋白質為樣本，再合成新的蛋白質。因此，人體不可欠缺任何一種所需的氨基酸。

「完全蛋白質」指含有九種人體所需的必需氨基酸的食物，動物蛋白質如：奶類、魚、禽類、肉類和蛋類等，被視為完全蛋白質，植物蛋白質如大豆和豆類等，則被視為「不完全蛋白質」；但專家研究發現，大豆蛋白質卻是一個例外的植物性「完全蛋白質」。

植物蛋白質比動物蛋白質優良，因為前者含有不飽和脂肪，而且其中只有少量的氨基酸，可以轉化成有害血管內皮組織的同型半胱氨酸。此外，植物蛋白質比動物蛋白質含有更多

植物性營養素和纖維。優良的蛋白質來源，應該含有以下促進心、腦血管健康的成分：

1.左旋精氨酸：

　　左旋精氨酸是有益於心、腦血管健康的蛋白質，健康人體內能夠自行產生足夠的左旋精氨酸，所以是必需氨基酸；然而在生理性緊張、運動過度或創傷時，體內 ADMA 濃度升高，造成左旋精氨酸相對缺乏，變成營養學家所稱的「條件性必需氨基酸」，因為人體已無法自行產生足夠的左旋精氨酸，必須從食物中獲得。即便是健康的人，部分左旋精氨酸仍須從食物中攝取。豆類、魚、大豆、豆莢、堅果和雞肉等都含有大量的左旋精氨酸，是人體的絕佳蛋白質來源；紅肉和蛋類也含有大量的左旋精氨酸，但是同時也含有過量的膽固醇與飽和脂肪，並非優良的蛋白質來源。

2.含有 B 群維生素：

　　B 群維生素不僅有助於維持血管內皮組織的健康，還可以降低同型半胱氨酸濃度，防止血管內皮組織的損傷。人體內同型半胱氨酸濃度升高，最常見的原因是缺乏維生素 B 群，尤其是葉酸、B6 和 B12。其實，許多蛋白質食物中便含有降低同型半胱氨酸的維生素 B6、B12 和葉酸。

3.植物性雌性激素：

　　大豆是人體蛋白質的最佳來源，具有促進心、腦血管

健康的成分，還能夠降低有害膽固醇濃度，每天吃大豆蛋白質 25～50 克，可以減少總膽固醇中的有害膽固醇和三酸甘油脂10%。此外，大豆還含有豐富的植物性雌激素，如大豆黃素、染料木黃酮及黃豆黃素等。這些植物性雌激素也稱為異黃酮，可減少停經期如潮熱的症狀，可預防前列腺癌與乳癌，對心、腦血管系統也有很多益處，可預防心肌梗塞和中風的發生。

切記！大豆製品不可與含草酸的菠菜、大黃、綠甜菜一起吃，否則會影響人體內鈣的代謝，引起結石。尤其是腎結石病人，應避免大豆製品與草酸類食物一同食用。

優質的碳水化合物

全麥、豆莢、堅果、馬鈴薯、大米、全穀物、水果和蔬菜都含有碳水化合物，提供人體細胞需要的能量，也為大腦中樞神經系統供應燃料。碳水化合物以糖及澱粉的形式存在於食物中，經由代謝形成葡萄糖並通過血液運輸，為人體器官細胞提供燃料與能量。這些食物可以降低血壓，防止腦中風、心肌梗塞而突發猝死，因為含有促使血管內皮組織健康的營養物質：

▲新鮮水果和蔬菜中的抗氧化劑，可以防止「NO」受到破壞。

▲植物性雌激素即異黃酮，可以增加NO的合成。

▲左旋精氨酸可以製造NO。

▲其他營養物質則有助於NO合成的輔助因子產生。

防護健康的抗氧化劑與多酚

人體內存在一個抗氧化劑的網絡，包含谷胱甘肽過氧化物、超氧化物歧化酶、過氧化氫酶，以及維生素 E、維生素 A 和維生素 C。

蔬菜、水果是碳水化合物的最好來源，除了富含纖維之外，更含有人體健康所需微量營養物。至於，蔬菜、水果中的營養物質，包括抗氧化劑如維生素 C、E 和 β-胡蘿蔔素，對自由基具有解毒作用的多酚，幫助酶發揮功能的輔酶，如維生素 B6、B12 和葉酸，以及維生素 B 群與礦物質如鉀、鋅和鎂等，可以降低同型半胱氨酸濃度。因此，經常食用富含抗氧化劑包括維生素 B 群、葉酸、維生素 C 和維生素 E，則有助於逆轉心、腦血管的粥狀斑塊硬化病變。

多酚不但能防止維生素 E 的氧化作用，並減少血小板聚集，蔬菜、水果中約有 4,000 種多酚，以蘋果、藍莓和櫻桃的多酚含量最高。食物中的多酚常在食品加工過程中喪失，例如水果皮比果肉更富含多酚（果皮也含有更多纖維）；多酚也存在於小麥的外層，但在麵粉的精加工過程中也喪失了。

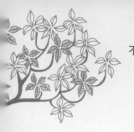

植物抗氧化劑則以黃酮類化合物和 β-胡蘿蔔素最常見，防護血液中有害膽固醇不被過氧化，阻止血小板聚集，還有提升免疫的作用。維生素 A、C 和 E 等自然抗氧化劑，可以降低膽固醇氧化作用、增加一氧化氮（NO）產生，以及減少血小板聚集。

許多研究證明，植物性食物中的抗氧化劑活性，同時也具有抗癌效應，因此蔬菜、水果不僅能減少血管內皮組織受到氧化，也能降低細胞癌變的機率。此外，還可以刺激抗氧化劑酶——谷胱甘肽 S-轉移酶，以保護「NO」的作用，抵抗心、腦血管疾病。

高纖維素的保健

從前，國內心、腦血管病變的死亡率不及西方國家一半，但隨著飲食習慣的「美式速食化」，近年來的差距越來越小。從前，動脈硬化性血管疾病是中老年人死亡的主因，然而自從美式速食流行後，包括冠狀動脈心臟病、腦血管疾病及周邊血管病，已逐漸發生於青少年身上。

這些動脈硬化性血管疾病主要共同病變過程：來自食物的低密度膽固醇（LDL）被氧化後（Oxidized-LDL），破壞了血管的內皮細胞及其自製「NO」的功能，在血管壁形成脂肪聚積的泡沫白血球細胞，因此誘發血栓形成而阻塞血管，並導致管徑狹窄，甚至動脈開始粥狀硬化及梗塞。

1994年，美國營養學會正式報告，長期每天吃 100 公克的高植物纖維食品，可降低13.1%膽固醇，降低14.1%LDL，降低心、腦血管疾病25～30%的危險性。研究證實，大量高纖食物可以降低LDL、總膽固醇、三酸甘油脂、血糖及血壓之外，還可以維持標準體重，因此高纖食物可以減少心、腦血管疾病、腸胃道疾病、糠尿病、高血壓、肥胖甚至癌症的發病率。

專家研究證實，不論性別、年齡、膽固醇、肥胖、血壓、血糖或抽煙等危險因子的影響多大，食用高纖維食物之後，這些危險因子的危險性大大降低，自然能減少心、腦血管疾病的死亡率。此外，經過五年追蹤研究發現，血液中第七凝血因子的濃度高低，與心、腦血管病變的猝死率有著密切關係，如果將高脂肪食物改為高纖維食物，則可降低第七凝血因子的濃度，減少血栓形成，並降低心、腦血管疾病15～20%的發生率。

在臨床上，發現長期食用大量植物纖維，比較容易產生飽足感，因而減少食量與動物脂肪的攝取，加上高纖維食物的熱量偏低；雖然沒有研究證實，不過一般而言，素食者的平均體重比較輕。總而言之，高植物纖維食物可升高 HDL、降低 LDL、減輕體重、降低血壓約 3.5/2.2 mmHg、增強血糖的控制、降低血脂肪及凝血因子。所以應該多吃高植物纖維食物，防止心肌梗塞、腦中風或猝死的突發。

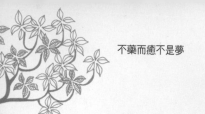

理想的飲食療法

　　理想的飲食療法強調多元化的食物，並選擇含豐富左旋精氨酸、 ω-3 脂肪酸、含抗氧化劑和植物雌激素的高植物營養食物，包括種子、堅果、豆子、豆類、麥片、全麥麵包以及蔬果，可以避免血液中脂肪的過氧化，幫助血糖和胰島素維持於正常濃度，並提供適量的維生素，加強血管內皮組織健康和促進NO的自製功能。

地中海飲食

　　1988年至1992年之間，里昂心臟飲食研究中心於法國進行四年研究：發現法國、西班牙、葡萄牙、義大利、希臘等地中海國家的心臟病死亡率，是愛爾蘭、蘇格蘭、芬蘭、捷克、匈牙利等北歐國家的25%，因此專家認為，這可能與飲食習慣有關。地中海國家的飲食，以新鮮蔬果、植物蛋白（豆類）、全穀物麥片、魚類為主，富含抗氧化劑、葉酸、B6、礦物質和 ω-3 脂肪酸；然而，北歐國家的飲食大多是糖、麵粉和精緻加工食品所組成。

　　正如1994年權威醫學期刊《*The Lancet*》所報導，里昂飲食心臟研究推薦的地中海飲食，僅含有少量的飽和脂肪、膽

固醇和亞油酸，反而含有大量的多聚不飽和油類——ω-3 脂肪酸、抗氧化劑、多酚、雌性荷爾蒙、礦物質與微量元素，長期食用有助於人體心、腦血管內皮細胞的健康，產生自製的NO——天然心臟藥物，可以修復損傷的血管內皮細胞，促使血管擴張、消除粥狀硬化斑塊及粥瘤，逆轉心、腦血管的阻塞或破裂，讓人倖免於猝死的危機。

然而，常言有道「病從口入」，心、腦血管病變及多種長期慢性疾病，都是人們嘴巴所惹的禍、造的業。長期脂肪、糖、澱粉過量的飲食，以及缺乏維生素及礦物質微量元素的飲食失衡，是引發心、腦血管病變之元兇。

曲高和寡的理想飲食

地中海式飲食雖是健康的飲食療法，持之以恆地實行，確實能減少心、腦血管病變的發生率及猝死率。

可是基於以下種種因素，理想的飲食療法仍然無法全面、快速地達到避免心、腦血管病變之效：

1.「非人性」的食譜：

許多營養專家，為心臟病患或有心臟病易患因素者，設計了各式各樣的飲食療法。然而，大部分的人，尤其是亞洲的東方人，不能長期忍受這種「非人性」的飲食療法——地中海食譜。

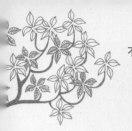

　　古代聖賢孔子曾說：「食、色性也」，食與色是人類天生本性，吃香喝辣是人生一大快活。但是，卻也因此「病從口入」，心、腦血管病變的主因，98%以上即源自吃香喝辣，而且是歷經四、五十年不良或失衡的飲食習慣所引起。突然改變幾十年的飲食習慣，這不能吃、那得少吃之外，每次吃東西時，還得換算卡路里熱量，這種違背人性的飲食方法，能堅持幾個月或半年已算稀有；少之又少的人，能有恆心、有毅力地堅持幾年。

　　人各有其本性，並非一部機器，可以不管喜不喜歡，接受論斤計兩又違背好惡的食物。畢竟，東方民族的飲食習慣有別於地中海地區，根本難以接受這種公式化的飲食。歐美西方民族的飲食習慣比較接近地中海地區，所以容易被大眾接受。雖然醫生一再苦口婆心地告誡病人，應避免不當的飲食，然而，病人總是「口是心非」地答應，私底下仍偷偷享受美食。

　　說句良心與實在話，醫生朗朗上口的飲食生活方法，例如：「多運動、少吃油膩、多吃蔬菜水果、多休息、少煩惱……」等看似簡單的幾句話，執行上卻相當困難，又有幾人能真正做到呢？更何況是斤斤計較、機械似的「地中海飲食」。

　　因為人性的「口慾」難以克服，大部分人秉持著「寧願快樂地猝死，也不願不快樂地苟活」的錯誤想法，所以如

何理想的飲食療法，也無法得到理想的效果。坊間暢銷的健康飲食書籍，教大家如何吃出健康、如何避免污染的食物等「不勝枚舉」，可是認真、徹底執行的人卻不到10%。「書暢銷歸暢銷、大家閱讀歸閱讀，難以實際執行則一切枉然」，所以腦中風、心肌梗塞或猝死仍然一樣發生，心、腦血管病變仍占人類十大死因的首位！

2.時間差的影響：

營養學、醫學專家們經由反覆動物試驗，證實維生素 B 群、B12、B6、C、E、微量元素、抗氧化物、植物性雌激素，與魚類脂肪中的 ω-3、ω-6，對於心、腦血管內皮細胞的修復，以及高血壓，高血脂，糖尿病的併發症都具有防治效果。

然而，心、腦血管病變並非急性的病變，而是累積長達數十年的全身性與全面性病變，並非喝一、兩瓶紅酒，吃幾個月的多種維生素及微量元素，或者食用幾瓶「魚油」，就能達到理想的防治效果，而是需要經年累月、長期地健康飲食，才能有所助益。這種時間差，經常發生「遠水救不了近火」的窘境，即使服用心、腦血管的健康食品，結果腦梗塞中風、心肌梗塞或猝死，仍照樣突發。不禁令人懷疑，理想飲食功效的真偽。

3.吸收不良與破壞問題：

當完全依據專家的飲食搭配，或暢銷書藉的「健康食譜」

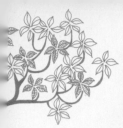

進行「飲食療法」，效果不如預期時，便認為這些專家及書藉都是「無的放矢」的理論而已。尤其那些堅信專家及書藉的人，完全按照指示認真執行「完美的飲食療法」，結果幾個月或幾年後，仍然出現高血壓、高血脂、脂肪肝、高血糖，或腦中風、心臟病及猝死，更是直呼：「上當受騙了！」

事實上，並非上當受騙；每當這類病人或其親友提出類似的質疑與迷惘時，我們都給予以下的詳細分析與解答：

▲理想化的實驗：不論動物實驗或人體實驗，在實驗過程為了避免各種干擾因子，多半處於「理想化」的環境，因此所得到的研究結果，是沒有外在干擾因子的結果。如果專家據此發表成果或立言著作，當然會產生「理想化實驗」與實際效果之間的極大落差。

▲複雜的現實生活：每個人的生活習慣不盡相同，存在各種複雜的因子，影響人體健康及心、腦血管病變的問題。姑且不論抽煙、家族基因等因子，單看各異的飲食習慣及消化功能，便能明白吸收不良與破壞問題同在。

每個人的消化吸收功能有所不同，當「理想食譜」的食物進入體內消化系統，受到「胃酸」不同程度的破壞，再加上吸收功能的不良，可能導致一份理想的飲食，只有 1/2 或 1/4 被有效吸收，其餘被破壞或消化不良而排出。

另一破壞因素，以維生素 B 群、B12、B6、C、E 及微

量元素鋅、鎂、鉀……等為例，它們都很容易受外界因子高溫、高酸等影響，即使遵照專家及書籍的指示，卻可能因煎、煮的方法或其他因子，破壞了原來的成分而影響效果。因此，我們經常安慰心存質疑的病人說：「還好，注重飲食療法，多多少少還有輔助健康的作用。不然，可能更早引發嚴重的病症與病變。」

▲「閉門造車」的理論與報告：難道專家的報告或著作毫無問題與責任？當然有，就是疏忽了「理想化的實驗室」與「複雜現實人生」之間的差別。所謂專家，在宣揚某種療法或推薦「保健」產品時，應多方謹慎考量，誠實說明其功能作用的極限與盲點，並提醒大眾注意其他影響因子，千萬別讓大眾誤以為，照單全收地執行飲食療法或服用保健產品，人體就不會產生任何病變與病症。這如同「搬石頭砸自己的腳」，遲早會東窗事發而「破功」。

難道只能眼睜睜看著理想的飲食療法，如此不理想？任由「一邊防治猝死，也照樣發生猝死」？沒有其他的破解方法了嗎？

聰明挑選健康食品

具有降低膽固醇、三酸甘油脂、血粘度、血糖、清血管……等作用的深海魚鮫油、紅麴、大蒜精、葡萄籽、靈

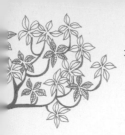

芝……等等健康食品，琳琅滿目充斥國內外，尤其國外的 Drug Store 更是式樣齊全鋪滿整個超市，任君挑選。到底，應該如何挑選自己需要的保健產品，又該選買那種廠牌、那種產品才是適合呢？還有每天應該服用多少次，每次多少分量才最適當呢？這些問題一直困擾著每個消費者。

一般消費者都是從廣告的訊息，或朋友、醫生的推薦，來選擇健康食品；對於產品的認識也是根據說明書而來，或只查看生產製造日期是否過期而已，渾然不知這項產品適不適合自己。

報章雜誌的報導中，常有「黑心廠商」以不實廣告或不良品質，甚至摻雜違禁藥品來加強效果，結果引起損害人體健康的副作用。2006 年 3 月，臺灣一家暢銷十多年的「減肥健康食品」，竟遭查獲摻入毒品「安非他命」，造成使用者染上毒癮，不得不繼續使用這種產品，廠商因而獲利數億萬元。類似這種「黑心」產品又如何分辨？如何選擇？

品質把關靠自己

基於對營養的重視，每個人或多或少都會吃維生素等營養保健品，尤其中年人更是為了降血脂、清血脂、降血糖、降血壓、預防骨質疏鬆和抗老化，不斷補充酵素、氨基酸、多種維生素、微量元素等，有的人甚至一天吃上十多種。

　　在各式各樣的眾多保健產品，以及數以千萬計的廠商中，如何選擇適合自己的維生素、微量元素、酵素……等產品？如何從多種動物、植物、中西藥材、礦物質……等各具功效的產品中，選擇適合自己的保健食品？又如何從眾多「老王賣瓜，自賣自誇」的美麗動人廣告中，挑選優良產品、避免黑心產品呢？究竟該依據親友的介紹？聽從醫生的推薦？還是相信廠商的產品保證書與說明書呢？

　　俗話說「靠人不如靠己」，果真是句至理名言。根據十多年的臨床經驗，發現人體具有「先天自我感應力」——臂力能量測定法，不僅步驟相當簡單，而且具有可靠的參考價值。以左手拿著保健產品，放在左胸心臟部位，再與左手不拿任何東西時，相互比較右臂平舉支撐力的大小強度，即可明白是否適合自己。當左手拿產品時的右臂平舉支撐力強（右臂肌力能量強），表示此產品對自己的心血管具有助益；反之，左手拿產品時的右臂平舉撐力比較弱，表示某廠家的保健產品對你毫無助益，甚至可能造成傷害。若有任何質疑或好奇者，可自己多加體驗，越熟練越能敏銳感應。

　　一位患輕微脂肪肝、糖尿病、高血壓及動脈硬化的病人，曾經由醫生推薦、朋友介紹或推銷員推銷……一切來者不拒，一天之中早、中、晚及睡前四次，共服用三十幾顆保健藥品，結果一年多下來變成嚴重脂肪肝，甚至肝細胞損傷

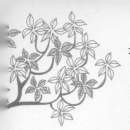

而開始纖維化。勸他不要濫用保健品，可是他不知道如何取捨，因為每一種都很昂貴，而且都聽說具有良好功效，好像對自己都有幫助。有一天，他把將近十多種瓶瓶罐罐的保健品帶來，經由「臂力能量測定」一一檢測，透過自我感應與感受，結果只有兩種對他產生「強臂力」，其餘的不是毫無反應就是出現臂力減弱的現象，於是建議他留下兩種增強臂力的保健品，其餘的則不要繼續服用了。

　　誰都無法替代自己，瞭解自身的體質。「臂力能量測定」是利用「老天爺」賦予人類的天生異稟——先天感應能量，根據「愛因斯坦定律 $E=MC^2$」，即能量與物質成正比，以及「萬物能量相互影響（抵減或增強）」理論而來。所有保健產品本身就具備能量，在臨床上我們常以「臂力能量測定」方法測定，產品能量是否適合病人，以及產品是否有益於人體需要。然而，這個方法因為過於簡易，一直為世人所忽視。

　　前些年，日本人藉由「O Ring」測試法選擇適合自己的食物、藥品、健康食品……等等，方法很簡單：一隻手握著測試物，另一隻手的大拇指與食指圍成環狀，再請另一個人幫忙拉開兩指，如果接觸到適合自己的東西，肌肉力量會增加，反之力量則減少。事實上，「O Ring」也是一種感應能量的方法，不過因為沒有「臂力能量測定」的「槓桿作用」，可能陷入「比力氣的誤差」，精確度比較差。

自我感應適合劑量

有些親友或病人出國時，購買些 Vit E、B-complex、善存、魚油、鈣片⋯⋯等保健產品，經常詢問到底該如何服用。說明書的內容記載都不太明確，經常是1-2 顆／天、或2-3 次／天，到底服用多少才合適、才最能發揮效益？大家都知道，補充不足無法達到保健效果，而服用過量又會引起副作用。

醫藥界一般都以體重為標準，例如纖瘦的人服用量就少，肥胖的人就增加點用量，然而50%的胖子多半有脂肪肝，肝臟功能早已負荷過重或異常，如何經得起多些的劑量。任何口服的保健產品，最終還得仰賴肝臟代謝與分解，劑量一大就更增加肝臟負荷，豈不像是火上加油。到底，應該如何評定劑量多寡，才是最適當的呢？

縱觀古今，中醫和西醫的疾病治療，都是根據患者病情給予相應的藥物及劑量。中藥劑量一般是根據經驗來定量，例如一帖藥中所需藥材是幾兩、幾錢，煎藥的時間長短，以及熬製的濃度，都是歷代醫者親自嘗試或臨床經驗而來。西醫則是以實驗室的分析來定性、定量，先將各種藥物試用於實驗體——白老鼠，進行所需要量測試，然後再根據體重換算人體所需的「適當」劑量。

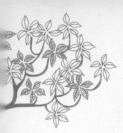

　　不論中、西醫的「適用量」，都是一種概率的平均值，並非適合個別身體的需要量，然而每個人最合適的劑量各有不同，不同病程的需要量也不盡相同。這時，簡單又容易的人類本能感應方法——臂力能量測定法，便可以派上用場，只是改以空左手與左手握有半顆、一顆、一顆半……等不同分量的保健產品，分別比對平舉右手的「臂力能量」強度。不難發現，量不足與超量時，右手的臂力能量支撐力明顯變弱，而劑量合適時則平舉右臂的臂力能量特別強。

　　好好善用「人類天生的特異功能」——感應宇宙萬物的能量，便能分辨萬事萬物能量，對於人體內在能量的影響力好壞。

保健不傷身的幾點須知

　　喜歡購買或服用保健品的人，必須特別注意，不可光聽推薦者的推銷辭令，應該徹底瞭解自己的身體狀態，更要清楚瞭解所服用保健產品的功效及副作用。畢竟，服用它們是希望「保健」，如果糊裡糊塗服用而「致病或致命」，那就得不償失了，寧可不保健反而平安。在此提醒幾種心、腦血管病變的保健禁忌品，供大家參考：

　　▲維生素 A：心臟病高危險群者，最好別將維生素 A 這種抗氧化劑，當成日常保健食品。經由專家研究，維生素A

會提高吸煙者罹患肺癌的發病率。因此，有抽煙習慣的人需特別注意！

▲麻黃（Ephedra）：麻黃中含有麻黃素和假麻黃鹼（PseudoePhedrine），不論西藥或中草藥製劑添加，都會促使心律及血壓升高，所以心、腦血管疾病者忌服用。例如，感冒製劑中就含有少量的麻黃素和假麻黃鹼，以減輕鼻塞症狀，使呼吸道通暢。長期大量使用麻黃，會增加興奮度或減輕體重，因此目前坊間大多數減肥藥都含有麻黃。

然而，大劑量麻黃會引發類似「安非他命」的副作用，如高血壓、心悸或心跳、煩躁、神經質、頭痛、失眠、排尿困難、嘔吐，甚至心臟病、心臟衰竭或猝死。因此，儘量不要以口服藥物減肥，不當減肥反而引發一身的潛伏病變；外表變苗條了，可惜內在百病叢生，豈不哀哉！

▲中國黑甘草：不起眼的甘草，卻可能導致心律失常而危及生命，因為甘草含有一種促使人體分解鉀的成分，造成血鉀過低，引起心律不整而致命。

▲聖約翰植物製劑：使用「華法林鈉」來抗凝血的心臟病患者，決不可同時服用「聖約翰植物製劑」，因為會引發心臟移植者的嚴重免疫排斥反應。

▲育亨賓鹼：促使血壓升高和心律增加，所以心臟病患者禁用。

喝酒與健康的微妙關係

自古以來，酒與人類生活與文明密不可分，除了作為飲料外，還可應用於疾病防治，因此喝酒文化在古今中外都相當盛行。醫學專家研究發現，適量飲酒能減少冠狀動脈心臟病的機率，但過量卻又增加其死亡率。心血管專科臨床醫生有時會建議病人喝少量酒，以促進血液循環；實際上，應該喝多少量及那種酒能促進人體健康？也始終是大家密切關心的問題。

紅酒保護血管？

法國人的飲食習慣和其他歐洲人相同，偏重於高膽固醇的動物性脂肪，但是法國人的心臟病死亡率，卻是其他歐洲人的一半。專家發現法國人酷愛喝紅葡萄酒，而紅葡萄酒內含有強力的抗氧化劑，如強力抗氧化的多酚類物質——白藜醇（Resveratrol）和櫟精，可以使血管鬆弛並促進心臟健康。

事實上，葡萄的抗氧化劑主要存在於葡萄皮中，因此紅葡萄酒（葡萄皮也參與釀造過程）比白葡萄酒（葡萄皮不參與釀造過程）對血管的保護作用比較強的原因即在於此。當然，紫葡萄汁也具有同樣功效，專家研究發現，血管內皮功能受損的人，只需三杯紫葡萄汁也能改善血管的鬆弛度，再

度證實紅葡萄酒對心、腦血管的益處，完全來自於葡萄皮中的抗氧化劑。

歐美有許多對於飲酒與心、腦血管病變的相關研究，其中以美國哈佛大學醫學院的研究報告最為著名：他們檢驗血管阻塞者的血中，一種防治血塊異常形成的抗凝血物質——纖維胞漿素原濃度，發現每天喝酒的人比從不喝酒的人，具有更高濃度的纖維胞漿素原，這現象說明為何每天喝酒的人較不會發生血管阻塞。

經由研究發現，適量酒精可使HDL上升`，這是喝酒可減少心肌梗塞的另一重要原因。然而，過量飲酒不僅會危害個人健康，還會波及下一代的健康，並為社會及醫學帶來嚴重問題。近年來，國人慢性酗酒的人數日益增加，而酒精性肝病患者也相對增多，儘管如此，許多酗酒者總是抱著僥倖心理而沉迷不悟，甚至誤認為喝葡萄酒等低度酒對身體健康有益無害，而毫無節制地大量飲用。

喝酒有益身體健康？

研究顯示，不論是哪一種酒，每天 1～2 杯含酒精的飲料，可以減少心臟病的發作，研究人員認為有幾個重要作用因素：一是酒精對血液的稀釋作用，二是酒精增加有益膽固醇的功能，三是酒精可能具有抗炎症效應。

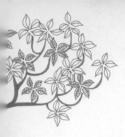

　　一杯紅葡萄酒與 500 毫克維生素 C 效果相同，所以攝取脂肪性肉類時，不妨喝一杯紅葡萄酒，可以減少脂肪對血管內皮組織的不良作用。此外，曾有報導認為少量飲酒可以改善胰島素抵抗、降低血脂、減少糖尿、腦動脈粥樣硬化和心臟病的發病率。

　　臨床醫生有時會建議病人喝少量酒，以促進血液循環。然而，究竟喝多少酒才恰當呢？到底哪一種酒有益於身體健康呢？這是一般喜愛喝酒的人，心中最關切的問題。

　　「肝臟正常的人，每天可以喝多少酒比較安全？」一般認為，每週喝酒的酒精總量最好少於 40 克（每天少於 6 克），如此才不會造成肝臟及心、腦血管的損傷；事實上，喝酒是否會導致肝的損傷及心腦血管病變，主要與喝進的酒精（乙醇）總量有關，至於酒的種類並不重要。

　　乙醇總量的計算公式：乙醇（酒精）含量（克）＝酒量（毫升）× 酒精含量（%）× 0.8（酒精比重）。

　　酒類品牌繁多，酒精含量各不相同，應當以酒精的濃度，換算成酒精含量。每天喝 5 至 10 公克則有益於心、腦血管，因此每天喝一罐啤酒就已足夠，而且另有研究顯示，長期酗酒容易使血壓增高，引起出血性腦中風。因酗酒而發生死亡的機率，比因飲酒而預防冠心病的機率大得多，所以

喝酒還是小心謹慎為妙！

　　然而，最近世界衛生組織明確指出：「喝酒有益於健康的說法，根本缺乏嚴謹的根據，而喝酒有安全量的問題，也根本不存在」。

小酌怡情又養身

　　上述報導讓認為喝酒可以防治動脈硬化而開始喝酒的人，開始大為緊張，加上日本研究報告指出，以一萬人歷經十四年追蹤調查的結果顯示，缺血性心臟病患每天飲酒量如果超過一瓶半啤酒，死亡率便明顯上升；罹患心腦血管疾病、肝硬化、癌症的患者，每天即使喝不到兩瓶啤酒，死亡率也比不喝酒的人多出一倍，兩瓶以上則高出 1.6 倍，而咽喉癌及食道癌將高出 15 倍。

　　臨床上經常發現「酒精性心肌病變」的案例，主要原因即酒精（乙醇）及其代謝物的乙醛，都會毒害心肌細胞。酒精過量引發心跳加快或心律不整，當長期大量酗酒將導致心肌發炎、壞死，甚至纖維化，心臟收縮力大為降低致使心臟衰竭；然而，某些專家持相反意見，認為酒精能擴張血管、增加血液循環，使冠狀動脈的血流量增加。此外，也有研究發現，每天喝酒 5 至 25 公克（即每天半杯洋酒），雖然可減少心肌梗塞或腦中風的發病率，卻會增加腦溢血的機

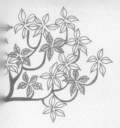

率。所以，該不該喝酒的問題，至今仍然莫衷一是。

　　大多數喝酒的人，都希望喝到飄飄然的酒醉狀態，得到一種虛幻的快感，因此喝酒就容易過量。酗酒的最大問題是成癮性，發展過程為：不喝酒→喝酒→酗酒→酒精依賴成癮性。至於，過量飲酒所造成的後果，小則嘔吐或身體不適，嚴重則車禍喪命或失控自殺；許多事故的統計中，車禍致死80%與酒後駕車有關，22%的自殺者是酒癖者、18%的酒癖者最後以自殺結束生命。

　　實際上，許多專家依然認為：適量飲酒比完全不飲酒要來得好，多數研究顯示，每天喝一杯酒的患者，確實可以降低心臟病或腦中風的發作致死的危險性；但是每天喝酒超過 2～3 杯，則會引發健康問題，如重度飲酒，將導致脂肪肝、肝硬化、心律不整、高血壓，甚至心臟衰竭。所以，飲酒以小酌為佳，勿豪飲而傷身。

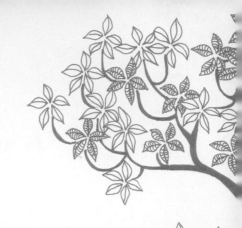

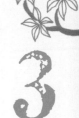

運動多健康？

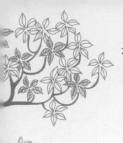

有氧運動好處多多

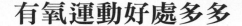

　　保持身體的活動力，是維持心、腦血管健康最有效的辦法之一，不論年齡多寡，都可經由適當的有氧運動，改善身體的健康。一般運動方式分為：

　　▲張力運動：一種改善肌肉力量的訓練，例如舉重和做重複的張力動作等運動，但是這種運動方式並不能改善心、腦血管健康，還可能造成危害。

　　▲伸展運動：一種持續伸展大肌肉群的有氧運動，例如輕鬆慢走、跑步、跳繩、舞蹈、游泳、越野、滑雪和騎自行車等運動。通常，有氧運動之後，肌肉得到充分的供血與供氧，並增加關節的柔韌性，可以提高心、腦血管內皮細胞自製 NO 的效率，同時改善心、腦血管內皮組織的健康。

有氧運動抗老化

　　如果有氧運動搭配理想的飲食，是減少體內總脂肪最有效、最自然的方法，不僅可以維持正常體重，同時也可以遠離心臟病、高血壓、中風和糖尿病等疾病。專家認為，有氧運動可以降低有害膽固醇、增加有益膽固醇，因此可以預防心臟病、降低血糖、降低血壓和心律，甚至可以減緩、逆轉

動脈粥狀硬化病變。此外，有氧運動還可以振奮精神、增強自信、促進免疫功能、增加耐力與體力，以及減輕壓力、抑鬱和焦慮，因而延緩衰老及延長壽命。

　　美國史丹福大學研究人員，透過心臟血管造影術，針對「運動對冠狀動脈的長期效應」研究發現：經常做有氧運動的心臟病患，其心臟動脈血管堵塞機率比較小，而且其冠狀動脈比那些長坐不運動的人更能舒張。

　　德國雷泊茲格大學心臟中心的雷納‧漢布瑞克和安娜瑪麗亞‧沃爾夫博士證明：適當有氧運動，可以讓冠狀動脈疾病患者恢復內皮組織功能，即使是病變的動脈也能增強自製 NO 的能力，促使心血管擴張以容納所增的血流量。因此，經常有氧運動，不但可以促進骨骼肌和心肌的血流量，還可以改善整體肌肉的功能。仔細分析有氧運動的好處，並分項敘述如下：

　　▲促進血管的血流增加：血管內皮組織能夠感應有氧運動中的人體肌肉所需，因此加強自製 NO 的功能來增加供血流量。對於 NO 的大量增加，血管產生了感應作用，便擴張血管以容納所增加的血流量。

　　▲產生更多的 NOS：專家認為，有氧運動過程能增加血管的血流量及血流速，因而激發血管內皮細胞產生更多的 NOS。在 NOS 的作用下，人體血管內產生更多 NO，NO 又

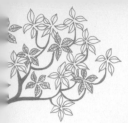

促使血管擴張以容納更大的血流量，當然更增加血管內 NOS 的產生，並再度擴張血管。這種「良性循環」，破解了心、腦血管粥狀硬化、阻塞等病變的「惡性循環」。

▲ 改善「鐵氟龍不沾鍋」特性：當血管內皮細胞長期暴露在充沛的血流當中，血管內皮表面黏附性變小，血管壁表面就像「不沾鍋」，膽固醇、血脂肪、血糖、白血球和血小板不易黏附於血管壁上，因此粥狀硬化斑塊不易在動脈血管內形成。因此，經常運動的人，罹患心臟病的機率比較少。

▲增加血管的管徑：心臟病理學專家保羅‧伍德（Paul Wood），六十多年前在一位死於癌症的馬拉松長跑者身上，發現「從事馬拉松運動」的冠狀動脈大小，是正常人的 2～3 倍，而動脈血管對長期增加血流量的反應是，不斷增加血管內直徑，以容納大量增加的血量。

▲抗老化作用：研究發現，從事有氧運動的人，不論年齡多寡，其血管內皮組織的健康都能得到年輕化與改善。例如血管衰老會引起內皮組織減少 NO 的自製與釋放，但有氧運動卻可以改變這一老化過程。比薩大學的研究發現，平均年齡 63 歲的活躍老人，其血管功能與三十多歲年輕人的血管功能同樣。即使那些長坐辦公的人，只要天天固定輕鬆的有氧運動，也會改善內皮組織的健康，減少心、腦血管疾病的危險性。

運動時為何發生猝死？

運動有益於人體心、腦血管的健康，但是為何又有研究報告顯示，運動當中經常發生猝死呢？從有氧運動的生理變化，可以略知一二：

▲有氧運動與血壓：適當的有氧運動訓練，約75%能顯現血壓降低的現象。所以有經驗的醫生，對於輕度高血壓患者，不會立即給予降血壓藥物，而是先建議做些適當的有氧運動。

▲有氧運動與胰島素：成年人的第二型糖尿病，病因並不是胰島素分泌不足，而是人體脂肪組織對胰島素的敏感度降低，引起血糖與胰島素不能產生代謝分解，導致血糖過量。專家發現，適當有氧運動可增加脂肪對胰島素的敏感度，從而促進血糖代謝與分解，這就是為何糖尿病人需要適當有氧運動的原因之一。

▲有氧運動與血脂：有氧運動具有改變血脂濃度之效，可以提升俗稱好膽固醇的「高密度膽固醇」（HDL），並可以減少俗稱壞膽固醇的「低密度膽固醇」（LDL），同時，三酸甘油脂也會隨著有氧運動而下降。

▲有氧運動與凝血功能：纖維素原（Fibrinogen）是腦中風、血栓及心、血管疾病的重要危險因子之一，而適當有氧

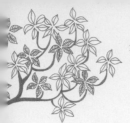

運動可促使血管內皮細胞自製大量 NO，增進血液中血栓、血塊的溶解作用。

人人都瞭解運動對人體健康的重要性，尤其是有氧運動，不但增強體能、增加免疫力，並可促使心、腦血管健康與年輕，防治了許多疾病與猝死。因此，慢跑、爬山、游泳、高爾夫球、健身中心等俱樂部，如雨後春筍般林立於世界各地，然而於慢跑、爬山、游泳、高爾夫球、健身中心……等有氧運動中，突發猝死的事件，仍然時有聽聞。經調查顯示，95%以上都是突發「心、腦血管病變」所致。

其實，有氧運動並非絕對安全，當中最具震憾性的是，提倡「健身有氧慢跑」的美國著名慢跑家——費克斯（James Fix）。八〇年代初期，費克斯在美國及全世界掀起一股慢跑（Jogging）旋風，他所著作關於慢跑的書成為全世界最暢銷書，不料他卻在四十多歲中壯年時，在一次慢跑中猝死！研究關於「運動與心血管猝死」的醫學報告很多，研究發現：運動量過高的人，發生心、腦血管「猝死」的機率是普通運動量的 7 至 9 倍。

這些數字，真是令人百思不得其解，難道運動是有害的？如何才算適量的運動？有氧運動不是有助於健康，怎麼反而讓人猝死了？問題何在？至今仍眾說紛芸，莫衷一是。通常，運動中發生猝死的因素為：

▲運動過度，例如那位知名慢跑專家費克斯先生，他每天慢跑 10 公里以上。

▲平常很少運動，但偶爾運動便太過於激烈。

▲潛在心、腦血管疾病者，卻未能預先徹底檢查或治療。

▲先天性心臟血管異常，如肥厚性心肌病變。

事實上，有氧運動確實有益人體健康，更可促進血管內皮細胞產生大量的NO，有助於修復血管內皮細胞的損傷，降低血脂及有害膽固醇的濃度，並增加有益膽固醇的濃度，更有益於高血壓、高血糖的控制。可是，這些反應作用是逐日漸進地，並非一年半載就一蹴可成。

如果人體的血液中含有「血小板結晶或大體積的雜質」，一旦運動促進了血液循環時，這「大體積的結晶」反而增加腦梗塞中風、心肌梗塞或猝死的危機。因此，即使不是很激烈的有氧運動，如慢跑、爬山、游泳、高爾夫球等，仍然屢屢發生猝死事故。

醫學上對於運動與心、腦血管疾病死亡率的研究，經常自相矛盾、各說各話，全世界的心、腦血管疾病專家，一直努力於探索及研究運動猝死這個嚴重問題，然而至今仍未有確切的答案。基於十多年的「綠能整合療法」臨床經驗，發現運動反而引起「猝死」，與以下兩大因素具有相當密切關係。

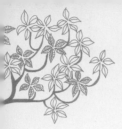

1.動脈血管粥狀斑塊的病變：

　　頸總動脈已形成粥狀斑塊硬化的人，若未事先查覺病變的情況下就運動，當引起這些斑塊脫落，即可能發生心肌梗塞或腦梗塞的猝死。究竟，如何才能既簡單又精確的預警診斷？依據多年的經驗發現，「頸總動脈杜普勒超音波檢查」是最簡單又可靠的參考指標。如果粗大的頸總動脈出現粥狀斑塊，以及血流量、血流速不正常與下降，那麼其他細小的心、腦血管，其嚴重程度自然就更不在話下，隨時可能引發血管梗塞而缺氧，甚至猝死。所以從事任何運動之前，應先要瞭解「頸總動脈杜普勒超音波」的顯示。

2.血液中血小板與膽固醇等凝集結晶的體積大小：

　　當血液中出現大體積結晶，隨時會引起心、腦血管梗塞，尤其運動時血液流動增加，更增加了梗塞與猝死的機率。但是，如何才能檢查這些凝集結晶體積的大小？綜觀當前常用的醫學儀器，只有檢測膽固醇、血小板、血糖、血脂……等濃度與數量，而沒有檢測其結晶體積大小的功能。以多年的臨床經驗發現，只有「專業一滴血檢測」可以簡便又精確地檢查出膽固醇、血脂、血糖、血小板等結晶體積的大小；體積大小比濃度與數量，更具決定「是否心肌梗塞或猝死」的重要性。

如何預防運動猝死？

經常聽到某人在高爾夫球場突然心臟病發作倒地不起，某人在健身俱樂部運動突發心肌梗塞而猝死，或某人在散步時也突發腦溢血或腦中風而猝死。例如臺灣內定的內政部長廖風德先生，在爬小山時突發心肌梗塞而猝死，造成眾人震驚與遺憾。這是為什麼？其實道理很簡單，突發的心臟病、腦溢血或中風等，其實都是長期慢性病症所引起。

人們往往忽略日常的一些微小症狀，如胸悶、心悸、頭暈、頭痛、手麻……等，一旦運動就可能引發這些潛伏的危機，造成令人措手不及的猝死。這些令人意外的突發猝死案例，大多曾做過例行健康檢查，普遍來說，除了膽固醇、三酸甘油脂、血脂肪濃度數值比較高外，其餘健康檢查報告都是正常。但是，為何還發生這種「令醫生都料想不到」的不幸？這是個人體質特異或命中註定？還是儀器誤診或醫生疏忽？身為醫生，我必須不客氣地說是「醫生疏忽」——主流醫生疏忽了人體「能量觀」與「訊息觀」的醫學領域。

當今健康檢查過度依賴濃度與數量等數字，卻疏忽了膽固醇及三酸甘油脂等血脂斑塊結晶體積大小的「質變」。當結晶體積太大時，只需一、兩顆就足以在運動時血液循環增

加及心臟收縮加速的情況下，引起腦部微血管或心臟冠狀小動脈的阻塞與梗死。作者在連續幾本心得著作中，一再呼籲主流醫學界與大眾，應特別注意斑塊結晶這問題的嚴重性。令人遺憾、扼腕的是，幾乎沒有人注意或在意，使類似的不幸猝死一再發生！

所以高血脂、高膽固醇、高血壓、高血糖、支架手術後……等任何病症患者，在從事任何活動與運動之前，除了做一般全身的健康檢查外，應該增加 35,000 倍以上的高分倍生物能顯微「專業一滴血」檢測，它能預警各種的潛伏病症與心臟大腦缺氧訊息。同時在運動之前，應該擬定適合自己體能的運動方案與項目，才能增加運動的安全性，這是事關重大的必要步驟。

由於心、腦血管病變患者的臨床症狀、身體的適應性，以及多采多姿的個人生活方式，實在難以掌控，所以醫師在指導運動療法之前，必須掌握每個人的生理與病理狀態及特點，分析其可能發生心、腦血管疾病的警訊及誘因。所以在協助病人擬定運動方案之前，應先進行詳細的健康檢查評估，尤其不可遺漏高分倍生物能顯微檢測。

特別是中壯年患者，更應先評估有無膽固醇或三酸甘油脂的大體積結晶，以及是否有心臟、肺部、腦神經、骨骼與關節等方面的疾病，並判定各種病症的嚴重程度後，才可建

議病人進行適當的有氧運動。因為，在運動中可能引發低血糖、心肌缺氧發作，必須事先做好萬全的準備，並且應於持續運動一段時間後，定期進行各項身體檢查，反覆判定運動療法的適當性與效果，才不至於一再突發「運動猝死」！

運動應避免過與不及

一位成功的貿易企業董事長虞先生，有段時間飽受胸悶、手麻、頭痛如錐刺的困擾，但是所有尖端健康檢查儀都顯示「正常」，因此建議他做「專業一滴血」檢測，結果顯示了一大片的血小板聚集（圖42）。他問：「多運動，多打幾場高爾夫球，可不可以改善？」，一聽不得不嚴肅地警告他：「最好一動也不要動，趕快安排時間治療。一旦出現胸痛或呼吸不順，務必立刻就醫急救，最好可以隨身攜帶氧氣筒」。三天後，他決定接受五天的「綠能整合療法」。結果，很快地，血小板已完全分散（圖43），胸悶、頭痛、手麻等症狀也消失了。

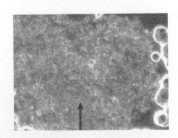

血小板凝集　治療前（圖42）

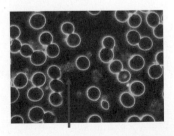

血小板分散　治療後（圖43）

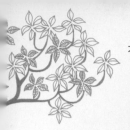

運動之前的健康檢查，可以確保運動的安全性，一旦出現下列這些危機訊息，絕對不可隨便亂運動，務必再次深入、詳細地檢查身體。

▲罹患危險性的心臟病。

▲曾罹患心、腦血管疾病。

▲超過 40 歲，本來很少運動。

▲以高分倍生物顯微鏡檢查，發現血液中有大體積的膽固醇、脂肪斑塊，或血小板等結晶。

▲以超音波檢查，發現頸總動脈粥狀斑塊阻塞，而且血流量及血流速下降。

這些危機訊息的理想解決之道，就讓血管內皮細胞與血球細胞啟動「自癒療法」。不過，當這些危機訊息尚未解決之前，最好「一動也不要動」，否則猝死可能隨時降臨。這正是當今主流醫學界的盲點。作者根據多年的「綠能整合醫學」臨床經驗，首先提出這個警訊與呼籲，希望大家為了寶貴生命「寧可信其有，不可信其無」。當然，如果你願意以生命豪賭，「只信專家，不信警訊」的忠告，也只能自求多福了。

許多研究報告顯示：不運動的人引起心、腦血管疾病的死亡率，是運動的人的兩倍，而且美國心臟病學會也已經把

「靜態生活」（不運動），列為心、腦血管疾病的危險因子之一。然而，到底該如何運動？何種運動才適當？運動時間需要多長？根據哈佛醫學院的研究發現，從來不運動的人和每週低於一次運動的人，死亡率其實差不多；但是運動過度的人，如每週超過 7 次，其死亡率反而比每週運動 3 至 5 次的人高，所以「過與不及」都不恰當。

一般而言，運動分為等張（Isotonic）及等長（Isometric）。等長運動如舉重，對人體健康沒有多大幫助，特別是心、腦血管疾病的人並不適合做等長運動。其實，運動時間不必太長，每次 30 至 60 分鐘就已經足夠，而運動頻率最好是每二天 1 次或每週 3 次。

不論採取何種方式，只要達到消耗身體部分熱量的目的，就算是適當運動。所以散步、遠足、爬樓梯、有氧舞蹈、體操、慢跑、騎腳踏車、游泳、整理花園以及打太極拳等，都是相當適當的有氧運動。運動的原則如下：

▲開始時慢慢來：先慢慢嘗試與適應體力活動，才不會使心、腦血管突然負荷過重。如果運動目標設訂太高，其實也難以達成，容易失去信心、半途而廢。

▲隨時抓住機會運動：每天抓住機會增加體力活動量，例如不搭乘電梯改走樓梯，步行購物、取信件，清除庭園雜草等，都是生活周圍隨時可做的簡單體力活動。專家建議每

星期的 3～4 天，至少行走 30 分鐘，或從事園藝和家務等輕度體力活動，心、腦血管才會更健康。

▲做喜歡做的活動：任何運動項目都無關緊要，最重要的是，自己能夠持之以恆地做些有氧運動，不妨選擇一些自己喜歡的休閒活動著手，如游泳、划船、跳舞等。規律的有氧運動，將促使血管內皮細胞產生更多的 NO，啟動人體中抗氧化防禦系統的最大限度，使血管內氧分子所衍生的自由基明顯減少。自由基會破壞血管內皮細胞，加速人體血管等各器官組織衰老，因此透過減少自由基和增強體內抗氧化的防禦機制，可以延緩甚至逆轉人體衰老的過程。

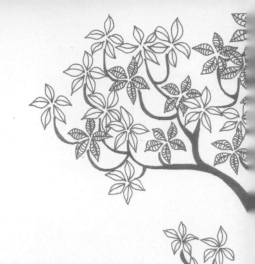

綠能整合醫學療法

4

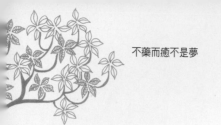

追溯萬物之本

人體的醫學有眾多「觀點」，基於生物求生續命的本能，人類窮盡各種方式解決「生、老、病、死」的問題，並基於各族群的求生經驗，發展出一套套獨特的治病養生醫學。

根據達爾文的進化論，人類是所有生物中最進化的一支，尤其發達的大腦裡細分許多中樞系統，才能進行思考、記憶、構想……等「看不見、摸不著」的複雜心靈功能，而有別於其他生物。除了少數生物，具有簡單的靈性功能外，其他生物多半只有物質與能量層面而已。

物質、能量、訊息是萬物之本

2008 年元月，搭機返回台北時，閱讀了一篇由沈志遠先生所報導的文章：「萬物之本，伊于胡底」。文中提到，萬物之本自古引人暇思，東方的陰陽五行及元氣說，西方的四元素及原子說，雖然閃耀著智慧的光芒，畢竟也僅基於思辨而已。直到十九世紀才有實驗根據，二十世紀逐漸深入後，科學家發現，探索萬物之本好比剝洋蔥，剝了一層又一層：

▲洋蔥的第一層是分子，分子是物性不變的最小單元。

▲洋蔥的第二層是原子，分子由原子組合而成。

▲洋蔥的第三層是原子核，電子也現身於第三層，卻屬於更深層。原子由原子核和電子構成，原子核居中，電子像雲霧般瀰漫於核外空間。電子之內涵深邃莫測、行蹤虛無飄渺，有道是：「只在此山中，雲深不知處」。（取自唐朝賈島〈尋隱者不遇〉）

▲洋蔥的第四層是構成原子核的質子和中子，物理學家一度認為，質子、中子和電子這三種基本粒子，是萬物之本。

▲洋蔥的第五層是「夸克」與「輕子」。1960 年代，蓋爾曼（Murray Gell-Mann）提出「夸克」說：質子、中子以及與之同類的「強子」均由「夸克」構成。當時看來，這似乎是既簡單又合理的理論，蓋爾曼更於 1969 年獲得諾貝爾物理學獎。之後，陸續發現了三代共六種「夸克」：下與上、奇與粲、底與頂，還發現三代共六種「輕子」：電子、繆子、陶子，及回應的三種中微子。上述十二種粒子，加上幾種相互作用媒介的粒了，已全為實驗所證實。可惜好景不長，高能量實驗陸續發現了幾百種「奇異粒子」，因為天道崇簡，萬物之本不可能如此繁雜。

洋蔥已剝開五層：分子、原子、原子核、質子和中子等、夸克和輕子等。請注意！洋蔥只是比喻，任何比喻都有其侷限性，例如洋蔥的第二層和第一層是分開，然而原子則是分子的一部分。

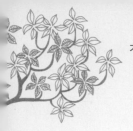

　　剝去第五層後的洋蔥，究竟還隱藏著什麼呢？各學派都在猜測；弦論認為萬物皆弦，圈論認為萬物皆圈，還有鏃子、扭子、先子等諸論，眾說紛紜，莫衷一是。有位小朋友天真地大聲說：「洋蔥剝到最後，什麼也沒有啦！」，我說：「好極了，四大皆空！」這可不是開玩笑，物理學家相信：萬物之本不僅與空間密切相關，甚至可能是兩位一體。童言無忌，卻一語中的，這位小朋友真是聰明。

　　沈先生的文章中提到：「空間觀有其發展過程」，牛頓卻說：「空間是絕對的，不隨物質運動而變」，愛因斯坦則說：「空間與物質運動密切相關，萬有引力是空間及時間的彎曲」。

　　萬物之本的探索者說：「基本粒子是空間的拓撲結構，以水比喻抽象的空間彎曲和拓撲結構，有助於理解」，牛頓卻說：「萬物好比水中之游魚，魚不離水，而魚並非水」，愛因斯坦則說：「水性流變，萬有引力好比水中之漣漪，乃水之幾何型態變形」。此外，萬物之本探索者說：「萬物皆水，基本粒子好比流水旋渦中的空洞，乃水之異構，即拓撲結構。水之不存，何來漣漪、漩渦、空洞？以四大皆空喻萬物之本，雖不中亦不遠矣。」

　　在時間觀上的論點更玄了！牛頓說：「時間是絕對的，均勻流逝，萬古不易」，愛因斯坦卻說：「時間是相對的，其節

奏隨運動速度和萬有引力強度而變」，猶如以接近光速遨遊太空歸來的太空人，慕然發現：天上方七日，世間已千年！萬物之本探索者試圖統一量子論與廣義相對論，發現兩者的時間觀念根本相互牴觸，因此有人提議放棄抽象的時間，以事件之間的關係取代，但這也解決不了問題。

玄之又玄的訊息

　　2001 年所召開的「七棵松會議」，是為了專門討論「時間是什麼」，但與會物理學家殫思竭慮仍不得要領，圈論創立者阿許特卡（Abhay Ashtekar）為此求助於《道德經》：

此兩者同出而異名

同謂之玄

玄之又玄

眾妙之門

　　在沈先生的文章中又說到：「物埋學家認為空間是量子化的，存在一個最小尺度——普朗克長度，約為10^{-33}公分」。曾經獲得諾貝爾物理學獎的霍夫特（Gerard't Hooft）等人，提出「訊息為本」假說：萬物之本是以普朗克長度為邊之面元上的二元訊息，0 代表「無」、1 代表「有」。如果實驗證明他們是對的，萬物之本是訊息，就非同小可了！

　　物質、能量、訊息三要素，原先被認為是各自獨立的。

愛因斯坦提出「質能守恆定律」，物質與能量合二為一，發展出原子核能應用。如果霍夫特等人的「訊息之本」假說被證實，物質、能量、訊息合三為一，到底又該如何應用呢？

基於現實、物質的唯物論，與基於意識、訊息的唯心論，如果真的與訊息合三為一，對哲學將產生什麼樣的衝擊呢？這值得哲學家深思，科學和哲學是否本為兄弟。日心說、進化論、量子論、相對論的提出，無一不對哲學思想產生巨大影響，更何況萬物之本？科學家正在招手，哲學家豈能無動於衷？而醫學界仍置身事外。

萬物之本究竟是什麼？至今仍是未解之迷。弦耶？圈耶？鏇耶？扭耶？先耶？四大皆空？訊息為本？……孰是孰非，應該只有實驗才可能判定，當然也有可能都猜錯了，那又無妨。蓽路藍縷之探索者，即使誤入歧途，能使後繼者知所趨避，雖敗猶榮！「路漫漫其修遠兮，吾將上下而求索。」，屈原《離騷》一語道破了吾等出版「綠能整合醫學療法」諸書之心境！

沈先生以上的文章「訊息」，衝擊了我的思維，當下進入冥想：萬物之本，可能正如佛教經典所闡述的「四大皆空」；也可能正如霍夫特的假說「萬物之本是訊息」，是代表「無」與「有」的「0」與「1」；這又與中國《易經》所述「道始於無，而後為一、一為二……」。

　　飛行於數千公尺的高空，竟然有緣看到這篇文章，起心動念之際，讓我更加肯定「人體與訊息能量」有密不可分的關係，也讓我對「人之六道輪迴轉世，是訊息能量的共振」與「人體是物質、能量、訊息的生命體，人類醫學應涵蓋物質觀、能量觀、訊息觀的整合醫學」的假說，增添了印證與信心。在如此的高空中、如此的飛行速度、空間與時間，產生如此的因緣與起心動念的訊息，不也正如《道德經》之「玄之又玄，眾妙之門」？

　　從此篇文章中得知，目前科學家認為宇宙萬物包含物質、能量、訊息，而且三者是否合一，科學家正努力實驗與驗證中。人體器官細胞也是宇宙萬物之一，同樣具有物質、能量、訊息這三種層面，是不容置疑的。因此把「波動能量訊息」的概念應用於醫學上的診斷與治療，是有所本、也是有所根據的，也因此才能產生令人驚奇的療效。本書所推薦的波動能量訊息，是有科學根據的「綠能整合醫學」，並不是尚待「科學證實」的假說或推論而已。

　　在「能量與訊息」領域探索將近十多年，當整合應用「物質、能量、訊息」三合一的「綠能整合醫學療法」後，又發現人體血管內皮細胞，經由適量的維生素與微量元素等「物質」補充，以及聲波、光波、電波、磁波等「能量」的共振與激發，並藉由正確的訊息調控與導引，人體血管內

皮細胞就能自製 NO，激發其「自癒」的能力，便能清除斑塊、逆轉病變，恢復通暢的血液循環與供氧量。因此，心、腦血管病變的腦中風、心肌梗塞或猝死，甚至下肢血管栓塞而逐漸壞死的糖足等糖尿病併發症，都能得到理想、有效的預防與治療。主流西醫只要接納「能量與訊息」的概念，就能彌補目前診斷及治療的盲點與缺陷。

人體是個小宇宙

浩瀚的銀河系、太陽、月亮及地球，全都受到整個宇宙能量場的籠罩，因此地球上的任何生物及非生物都含有能量，人體也是擁有豐富能量的小宇宙。

地球上的植物直接吸取陽光、水分，以及土壤中的礦物質等元素，加上季節變化所產生的風、雨、雪等種種能量，都逐一轉化成生命力。草食性動物攝取這些含有能量的植物之後，自然變得生氣勃勃、活力十足；包括人類在內的雜食或肉食性動物，又以飽含能量的動植物為主食，生命力的來源更廣泛、更強大。

以物理學觀點來看，能量是建構生命的基本要素，人類不過是能量場中的生命之一；在宇宙的能量場中，不管是生命或物體，或多或少都含有能量，只是包裹在不同形體中而已。有些物質雖然沒有生命，卻隱藏著驚人的能量場，某些化學元

素合成的物質，其能量甚至超過一般物質的千百倍，例如原子彈、核子彈的爆炸能量，就是其中最經典的代表。研究次原子與分子的物理學家都知道，只要深入事物的中心仔細探索，就會發現整個宇宙不論大小，都是由振動和能量構成。

根據科學家的研究，人類早在數千年前就已經具備能量概念，例如印度、西藏的古老典籍，與南美洲叢林、山區巫師的傳說中，均曾描述人體周圍有一團氣與光，氣的波動會影響生物生態。傳統中醫學更進一步完整描述「氣」的力量及運作方式，甚至發明或「發現」了經絡學，詳細說明人體能量「氣」的運行路線。最讓人欽佩的是發明了「針灸」，只利用一根細小的針就可以調整「氣」的波動現象，改善或治療人體的不適，這是數千年來人類學及醫學史上的偉大成就。

在科技不發達的時代，老祖先究竟如何觀察、整理出這套「能量醫學」，歷經數千年仍牢不可破？即使在科技如此發達的今日，將世界一流的物理學、化學與醫學專家群集一堂，以最新的生物科技也未必能激盪出這些發明或發現；原因之一可能在於西醫的養成過程，把人訓練成冷靜、理性、不帶感情色彩，只以「病」的觀點看待生命。過於客觀，因此無法接納看不見、摸不著的事物及理論，凡是不能以科學技術分析的治療方法，全部視之為「不科學」，以致忽略了人體除器官、心理以外，還有「能量」或「氣」存在。

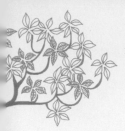

人體的波動能量與訊息

宇宙萬物皆具有能量，即便是一根乾枯的木頭，儘管失去了繁茂生長的生命力，但只要借助外力的激發——點火，便能引燃熊熊烈火，燃燒產生熾熱的光和熱。正如愛因斯坦所說，物質與能量是　$E=MC^2$，所有的能量不是靜止不動的；綜觀每個化學元素，都具有不同週期、不同頻率與不同波長的能量，也就是說各個元素都以特定頻率活動著，從而產生不同的能量。人體是由各種元素組成的整合體，所以人體各個器官細胞不僅具有能量，也是能量的聚合體，人體本身就具備一定的能量。然而，各個器官組織因密度、體積或功能等因素而活動頻率不同，當然所具備的能量也略有差異。

如今，人們可以藉由醫學儀器，偵測出各個器官收縮與振動的頻率，形成波動頻率圖。例如大腦、頸動脈、心臟、呼吸系統等，經由醫學儀器的偵測，可以立刻清晰分辨其收縮與振動的頻率，並在螢幕上顯示出腦波圖、動脈波動圖、心電圖、呼吸波動圖等相應的波動頻率顯示圖。

從分析得知，各個器官都具有各不相同的動能與波動頻率，只是「還沒有發明出高科技的偵測儀器，可以測出所有器官細胞能量活動的頻率與波動」。假如通過實驗，製造出可偵測肺部、肝臟、胰臟、脾臟、腎臟、骨骼、皮膚、免疫力及內分泌等系統訊息的儀器，就可以根據訊息波動的變

化，精確診斷出病變的部位及器官，這就是波動訊息能量醫學的基本概念。

宇宙能量網亙古存在

自「盤古開天」以來，宇宙空間的能量，不論人類的科技發達與否，它一直存在著，因為整個宇宙都籠罩在能量網中，波動的訊息是無所不在，例如聲、光、電、磁場、衛星定位、無線電、網路比比皆是。自出生以來，人體所有器官及細胞也隨時隨地釋放能量波動，傳達各自所具的波動訊息。幾千年前，中國人透過「望、聞、問、切」來診斷病情，正是利用觀察或感應人體的眼、耳、鼻、舌、口，或四肢如手掌、腳掌相關部位的訊息變化，進行「望」診或「聞」診；還有根據血管波動的訊息，診斷人體器官的健康狀況，即以「把脈」診斷病症的「切」診。

近年來，歐洲醫學研究者嘗試透過眼睛虹膜的訊息，瞭解人體健康的狀況，此外德國人以中國古醫學為基礎，進一步探索出「手足訊息總點」，根據總點發送的訊息，準確地測出人體的健康狀況及心理的活動狀態。將時間拉回數千年前，印度及西藏的佛教就以「內觀法」的修練，直接感應人體的訊息，許多古民族如南美印加的醫術，也都曾出現類似的記載。

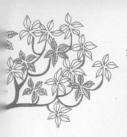

　　對於這些「玄奇」理論，在尚未深入研究「能量波動醫學」之前，也是一直抱持質疑的態度；即便潛心研究了十來年，對於某些沒親自體驗過的方法，仍然抱著懷疑態度。但是馬博士二十多年來茹素禪修、念經持咒，加上佛學的顯密雙修，最近更以「內觀法」自我修持，可以直接感應、測知病人體內健康狀態的訊息，並經由各種波動訊息能量醫學儀器，以及主流醫學的檢查報告為對照，得到互相吻合的診斷結論。

　　幾千年來，不論醫學或其他領域的一些「玄奇」記載，不全是傳說，也不只是憑空想像而已，有許多是確切、真實的，值得我們一一探索與研究。

綠能整合醫學療法

未來醫學的趨勢

　　我們所提倡的「綠能整合醫學療法」，正是經由物質、能量與訊息三種層面的理念、原則及方法，提供人體內組織器官細胞合適的、良好的、多元化的、綠能的生存環境與空間，人體器官細胞就能進行自我調整與自我激發天生的潛能。當人體器官細胞啟動「自我修復」的自癒本能，就能促使器官細胞的功能自行恢復，產生抑制與逆轉器官細胞病變

的惡化，達成病症「不藥而癒」的效果。

啟動自癒的整合醫學

　　世界頂尖一流的心、腦血管專家，一致認為：「能促進內皮組織健康的方法，才是心、腦血管疾病的理想療法。」因為健康的內皮組織能產生保護血管的一氧化氮（NO），有助於血管通暢和血液循環。

　　經由多年的臨床驗證，「綠能整合醫學」療法整合了自然營養療法、物理能量激發與訊息導引，以聲、光、電、磁場的整合療法，促使人體產生自然的「天生自癒作用」——血管內皮細胞自製「NO」的功能。全面逆轉及解決心、腦血管的病變，促使血液循環恢復正常。「綠能整合醫學」將是人類未來醫學的新思維、新概念、新領域！

　　這種整合「物質觀、能量觀、訊息觀」的綠能整合療法，將是人類二十一世紀對抗文明疾病，如高血壓、心腦血管疾病、糖尿病、脂肪肝、高血脂、高膽固醇、高尿酸，甚至癌症以及精神分裂症，最有效的醫學治療方法！因為整合的醫學能夠提供人體器官組織細胞，更理想、更合適的生存環境，激發器官細胞發揮「自癒作用」。

　　然而，醫學上始終分類為主流西醫、中醫、另類醫學……等，這是醫學界的自我分類侷限，實在不應該也不合理。醫學

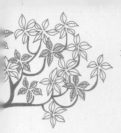

是屬於全人類，若站在「人類」健康立場來看，只有維護人體健康恢復正常功能的「人類醫學」一種，因此我不斷強調「病人病情擺中間，醫學派別放兩邊」，更主張醫學沒有古今中外之分，沒有主流與另類之分，只有一種「人類醫學」。

身為主流醫學一員的我，為何提出「主流與另類」醫學整合呢？其實，不是批判或貶抑主流醫學，更不是為了提升中醫或另類醫學的重要與地位，而是目睹心、腦血管病變危害人類健康與生命，造成社會多少家庭與個人的悲哀、傷痛、遺憾，才希望肩負醫生天職的醫學界，能更有效地扼止心、腦血管病變對人類的危害，讓悲哀與傷痛儘量減少與避免。

以偏概全的「另類」

在臨床門診中，多位從醫病關係變成摯友的「病友」，以及眾多讀者都提出許多關於「綠能整合療法」的疑問，最常被問到的是「綠能整合療法是不是一種清血作用的療法？與當前流行的清血療法有何不同呢？」這的確是個很好的問題。

「清血作用」只是綠能整合療法的作用之一，這種療法還包括血液中血球、膽固醇、血脂、血糖、血小板等大體積結晶、凝集的防治作用；然而，最重要的作用，在於激發血管內皮細胞恢復自製「NO」的功能。因為「NO」是最天然的心、腦血管病變良藥，可以促使人體自行逆轉血管粥狀斑

塊硬化與阻塞的病變。因此，「綠能整合療法」應是一種激發人體細胞產生「自癒作用」的療法。不妨仔細檢視以下三種清血療法，就能明白其中的不同之處：

1.磁場清血療法，量子清血療法：

　　常常有人提問「量磁場清血療法是否有效？」根據做過治療的病人反映，大多數人認為沒什麼特別感覺，只有差不多10%的人認為有點效果，感覺似乎變得比較有精神及體力。根據其作用原理，應當是有效的，但是在臨床反應上卻看不到顯著效果。

　　它雖然可以改善人體血液的清潔度及含氧量，但每次抽取 250cc～300cc 的血液，經過磁場儀或量子儀器處理，增加血液含氧量後再輸回人體，助益實在有限。姑且不論「無菌操作的問題」，純粹以「量」來探討：人體平均血液量是 3.000cc～3.500cc，抽取 300cc 左右的血液處理再送回，大概只占 1/10 的量，難道十次後體內血液就可以全部處理乾淨嗎？以一瓶醬油來比喻，每次倒出 1/10，再加入同樣量的清水，多久才能把整瓶醬油變成清水呢？這種療法不是每天做，而是每週做 2～3 次，況且人體隨時還會排出代謝廢物，所以需要相當長時間的療程，才可能達到些微的效果。

2.換血療法：

　　曾經傳說某國家的總統、國王、貴族、影星……等，以年

輕小夥子的血輸進體內，維持人體健康、活力及抗老化。因為醫學病例具有其隱密性，真假實在難以追查，不過就其功效來討論，「換血」原理與「磁場量子清血療法」相差不多，都是為了改善影響血液循環的一個因素——血球及血漿的問題。

年輕人的血球活力能量充沛，血漿受污染不嚴重，血脂肪濃度也不高，所以理論上來說輸年輕人的血，多少是有幫助的。但是其他影響血液循環的因素，例如血管粥狀硬化問題，或器官、經絡與共振頻率問題，沒有同時處理與解決，效果當然大打折扣，功效當然無法達到理論上的理想。而且近年來發現，A 型、B 型肝炎及愛滋病的病毒傳染非常猖厥，直接換血的感染風險很大，因此換血療法近乎被淘汰了。

事實上，血液循環的問題，至少包括四大因素：一是血球、二是血漿、三是血管粥狀斑塊阻塞或硬化的彈性問題、四是血液流動的動力問題。磁場清血療法及量子清血療法的重點，充其量只是血液的處理，所以無法達到全面性效果。假如沒有配合排除其他因素問題，終究只會風行一陣子就消失、淘汰。

3.體外循環儀器的清血作用：

許多血脂高、血黏度高及血糖高的病人，提出「體外循環的心肺機或洗腎機，是否可以幫助清洗血液」的問題。先排除會引起如血栓、細菌感染等副作用的可能，從理論上

說，心肺機與洗腎機是可以「清洗」血脂高、血黏度高、血糖高，達到「清血」的目的。但是，如果不從生活中注重飲食控制及適當運動，這些現象仍舊會復發。尤其糖尿病高血糖的根本原因，在於胰臟 β 細胞的功能衰退，倘若這個因素沒有徹底解決，「清血」充其量只是治標而已。

同樣道理，血脂高、血黏度高的血液，經由這些儀器「清血」，也只能得到暫時的效果，對於血管粥狀硬化引起的心、腦血管病變，更只能達到「不繼續惡化」而已。其實影響血液循環不良的因素，除了血液本身外，還有血管壁粥狀斑塊阻塞的問題，以及心臟的收縮力與動脈的彈性等因素，單純以「清血液」的儀器，根本無法清除沉積附著於動脈血管壁的雜質塊。心肺機或洗腎機的「清血」方法，只能片面解決血液的問題，無法同時治療血管壁粥狀斑塊的阻塞問題，所以終究達不到理想的治療效果。

目前種種心、腦血管的防治方法，都犯了一個嚴重的缺失——只專注「血液」的處理與防治，疏忽了「血管」的不正常問題。根據多年臨床經驗發現，整合聲、光、電、磁場波動訊息能量的「綠能整合療法」，是目前唯一能夠全方位治療心、腦血管病變，徹底解決血球、血液、血管壁等問題，達到預防與治療腦中風、心肌梗塞或猝死等突發病症的目的。

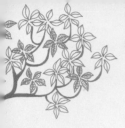

拒絕半吊子的另類醫學

六月，因新書《別讓醫生殺了你》出版，以及中山醫院的「座談演講」邀約，返回台北一趟。期間，與幾位「順勢醫學」、「功能醫學」及「抗老化學會」的醫生，互相分享一些臨床心得，並趁機瞭解「另類醫學」在台灣的現況。

近幾年來，台灣的各種「另類」醫學如雨後春筍般蓬勃發展，多者數百位、少則數十位醫生組織各種另類醫學學會，相當令人欣慰，但也見到了「出師未捷身先死」的「另類」醫學學會及會員，大片的枯萎凋零，僅剩某些以改善特殊病症，如牛皮癬、過敏性鼻炎及皮膚炎……等，勉強立足於臨床門診。同時聽說，本來以營養療法、荷爾蒙療法為主，一直為大企業老闆服務的某知名XX診所，也是每況愈下、日落西山，近乎歇業，目前只能仰賴與保健產品業者合作，推銷保健食品與營養品企圖挽救業績。

為什麼台灣的另類醫學，越走越狹窄？又為什麼「躲在上海」的我們，吸引來自大陸、臺灣、美國、日本、香港及新加坡等地區的「病友」，卻越來越多？事實上，醫學是最單純也最現實的──病人的疾病與症狀，是否被醫生治好了，才是重點，不是單憑醫生擁有何種頭銜與來歷，或只憑

一張能說善道的嘴，吹噓功效多麼顯著，也不只是追求病人的「改善感覺」而已。最重要的是，需要以多種儀器的檢測報告，做為治療前後的對比。因為單一儀器的檢測容易產生誤差。如此才足以說服醫生自己的良心，並使病人安心，以及讓醫學界各學派釋懷。

實際上，當今國際的各種「另類醫學」多如牛毛，優劣程度參差不齊。某些「另類醫學」經由有心人士操作，以及本位意識的迷思，就各自吹擂，經常以一種儀器包辦了人體所有器官的檢測及治療，幾乎萬能。但是，當檢測上出現誤差，或達不到實際治療效果時，很容易讓「另類醫學」失信於病人與主流醫學界。

近年來，許多另類醫學與療法的專家，更是研發各式各樣的檢測儀與治療儀，姑且不說那些沒有效果的，就算是具有很好效果的儀器，也都各有優缺點與盲點極限。因此，許多儀器仍需再經過臨床經驗的反覆審查，才能確切瞭解其特色功能，同時仍需深入探索各領域的另類醫學與療法，才能發現其優點與盲點。

世界上沒有任何一種醫學，包括主流西醫、中醫與另類醫學，只有優點，而完全沒有缺點與盲點。若某一學派自誇沒有缺點與盲點，必定是言過其實，千萬不可採信。我們也是經由十多年的臨床經驗，才將多種領域的「另類醫學療

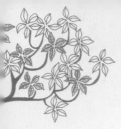

法」相互整合，互補彼此的缺點與盲點，而發揮西醫與中醫等各醫學領域的特色與優點，達到如此理想的療效。

避免陷入另類療法的陷阱

許多販售儀器的商人，經常基於本位意識及「老王賣瓜」心態，延請幾位洋人或只在國外學習一、兩門「另類醫學療法」皮毛的研究人員，為其代言、引薦某種另類醫學療法的儀器。為了達到營利與推廣的目的，他們也採用許多似是而非、毫無佐證的報告，以及故事般的虛擬病歷，誇大宣導「能測百症」及「能治百病」等無所不能的「萬能儀」。國內許多首次接觸「另類醫學」的醫生，滿懷熱情地參與學習，許多健診中心更不落人後地引進這些儀器，然而，當臨床上無法顯現預期的治療效果，或因過度吹噓而誤診，結果不是遭受主流醫界的批判，就是被病人認為是「詐騙」。如同多年前的「大腸水療法」，受到誇大不實的炒作而遭誤解，真是令人痛心，也為那些滿懷熱情投入「另類醫學」的醫界朋友感到惋惜！

此外還有一種，不知道是故意還是無意，將國際上近乎淘汰的儀器與療法，引進國內並大肆宣染吹擂，大賺不義之財。其實，賺錢事小，傷了國人健康，誤了真正「另類醫學」的正常發展，才真的是滋事體大。

基於以上種種異常現象，為了醫界與國人免於再度陷入

圈套，也為了另類「整合醫學」的正常發展，以下提供個人的幾項見解：

▲並非所有國外的另類醫學療法，都是完全正確的；外國同樣有唯利是圖的「半吊子」專家。

▲「另類醫學療法」，必需與中、西醫等其他醫學整合，才能顯現理想療效，只有一、兩種「另類醫學」療法，不足以逆轉人體物質面、能量面及訊息面的病變。不論國內外專家所推薦的某種另類醫學，具有多麼神奇有效的儀器或療法，也一定要反覆求證。

▲任何醫學與療法，不要單憑一種儀器來驗證效果，尤其是與治療同一部的儀器，需要多種儀器的交叉檢測與對此；最好還能經得起主流西醫儀器的檢測與對比，才能認定其療效。

▲心中不存在「本位意識」，比較不會陷入某學派的狹隘領域之中，而渾然不知。也才能放眼大宇宙、細查人體小宇宙的奧祕，體查整合醫學療法的真諦，並深入瞭解「綠能整合醫學療法」如何激發人體細胞的本能與潛能。屆時，自然能發現另類醫學與中、西醫學的相關性與融合性。

奉勸熱衷於醫學新領域探索的朋友們，不要因為一時的迷惘而失去信心，更不要執迷於某一種另類醫學與療法，那

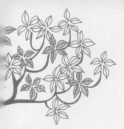

是一條不歸路的死胡同。重新拾起探索新領域的熱誠，汲取各種另類醫學領域的精華與優點，並分辨其盲點與極限，將發現「人類醫學」的另一片綠能景象——綠能整合醫學。

身為病人或消費者的人，千萬別相信任何單一的檢測儀，可以診斷人體所有器官的疾病，也別採信任何一、兩種另類醫學療法，可以完全治好你的病症。所謂整合療法，是同一時間採用多種醫學的同步治療方法，如果以各別醫學轉診的方式，則其效果也將不盡理想。唯有透過多種醫學療法的整合，例如自然療法、營養療法、音樂療法、光譜療法、磁場療法、順勢療法、花精療法、西醫、中醫等等的融合與整合，才可能治癒長期慢性病。

當我們發現，只有「半吊子的另類檢查與療法」，應該自我警惕並予以拒絕；同時要求醫生改變「本位意識」的觀念，激勵醫生更加上進，讓身體健康得到更多保障，這才是醫病之間的良性互動。

除非你願意接受「半吊子」的療效，那就另當別論了！

實際案例：

一位飽受偏頭痛困擾了數十年的病人，多年來因入夜後頭痛更加嚴重，如千刀萬刮般劇烈刺痛，不得安眠。經由「專業另類檢測」發現：腦部嚴重缺氧，雙側頸動脈每秒血流速、每分鐘血流量嚴重不

足，同時具有巨大的「血小板凝集」。經十天的「綠能整合醫學療法」治療後，再以「專業另類檢測」追蹤檢查，結果：巨大「血小板凝集」消失，雙側頸動脈血流速與血流量恢復正常，腦部嚴重缺氧訊息改善為輕微缺氧（圖63、64），其多年嚴重偏頭痛也只剩偶發的輕微陣痛，晚上已能睡上甜美的一覺，病人欣喜地表示，終於體會了「什麼是甜美的睡眠」。

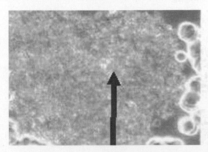 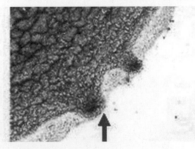

血小板凝集　　腦部嚴重缺氧（大）　治療前（圖63）

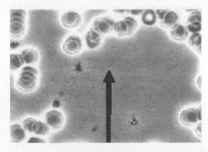 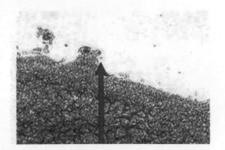

正常　　　腦部缺氧改善（小）　治療後（圖64）

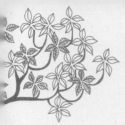

在他返台前，叮囑他仍應注重自身的保健，每三個月追蹤一次「專業另類檢測」的缺氧訊息。有一天，他從台北打國際長途電話來說，頸總動脈超音波檢測只有少數幾家大醫院可以做，但是「專業一滴血檢測」基本上沒辦法找到；許多診所或健診中心的儀器，頂多只有二～三千倍分辨率，雖然某家知名XXX健診塑身中心有類似的儀器，不過解析度也只有一萬倍而已，其顯示圖形的清晰度，無法比擬三萬五千倍以上「專業一滴血」的圖形。

他還提到，拿了原來的清晰檢測報告及治療成果，給該健診中心的醫生參考時，健診塑身中心的醫生卻一再強調，他們的檢測及治療是來自國外系統，對於其他任何醫院的檢測及治療報告，不予採信且不屑一顧。病人對於醫學界如此本位意識及「洋奴」心態，感到十分不解與反感，我安撫他：「別急，不要太激動了；也許是有所誤會，如果是真的，也只是少數例外而已。」之後，請他將健診塑身中心的報告，快遞給我參考。然而，當看到這些報告時，發現確實相當不清晰，依據多年經驗，也許連五千倍的解析度都沒有。

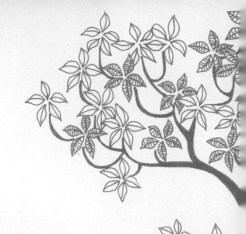

綠能醫學的物質觀

5

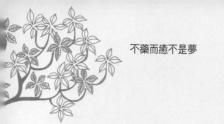

物質療法面面觀

　　自十七世紀後，歐洲步入工業革命，人類的科技日新月異。以前威脅人類生存、令人恐懼的「瘟疫」致病原因，從看不見、摸不著的「邪魔」，在高科技的顯微鏡下，一一現形，揭開了細菌與病毒等微生物的真面目。由於符合「眼見為憑」的科學物質觀，使疾病得到有效的預防、控制及治療，挽救了人類無數的生命，更成就了當今的主流西醫學。

　　兩三百年來，人類的科技更加進步，醫學上對於人體解剖、生物化學、生物物理、微生物學、病理學、遺傳基因學等各個領域的研究，都相當深入與透徹，在人類的養生保健、疾病預防與治療上，給予莫大的助益。在科技年代，一切都講究「科學」，任何醫學上的診斷與治療都必須有憑有據，資料與實驗主導了一切以「眼見為憑」的物質觀，所以主流西醫學變成一部「物質觀的醫學」。

補充人體必要元素

　　綠能整合療法的物質層面，則是整合了「螯合療法、自然療法、天然中草藥療法……等」概念，同時補充多種適量、適性的維生素、微量元素與礦物質，提供人體器官細胞

所欠缺與失衡的物質元素。現代人很少營養不良，反而是營養過剩而失去平衡，完全不欠缺脂肪、蛋白質或碳水化合物，人體欠缺的是各種維生素、微量元素與礦物質。因為這些容易受破壞、不容易吸收或來源不足的物質元素，卻是人體器官細胞啟動代謝功能所必須或必要的元素，這也都獲得醫學界、科學界證實。

世界各國的工商繁盛、經濟發達，除了某些落後的國家地區外，人們的生活及飲食的水準大為提升，過分追求精緻美食之餘，引起體內營養失衡。經由營養學家的實驗與統計，發現目前人類普遍缺乏天然的微量元素——鋅、鎂、鈣、鉀……等，維生素 B 群：B1、B5、B6、B12，以及抗氧化的維生素 C、E 等。

經由臨床營養學證實，微量元素及維生素的缺乏，與許多慢性疾病如高血壓、糖尿病、腎臟病、肝膽疾病、腦細胞亢進不平衡等，以及心、腦血管病變引發的猝死，甚至癌症，彼此之間具有密切關係。生物物理學專家也已經證實，微量元素及維生素是人體細胞活力與功能的要素之一，也是產生體能（能量）的原料之一，如果有所缺乏將影響器官細胞的正常運作，並引發各種器官細胞的病變，如心、腦血管粥狀病變，或肝、膽、胰臟、腎臟等代謝病變。

依據十多年臨床經驗發現，這些微量元素與維生素等營養

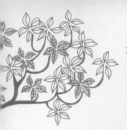

物質，對於激發器官細胞的功能與活力，具有相當重要且必要的作用，正如一部汽車沒有了汽油，再多麼充足的電能也啟動不了。在「綠能整合療法」之中，唯一近乎「藥物」的物質補充，即採用這些必要的營養元素。其產生作用如下：

1. 氧自由基的中和作用：

人體的正常新陳代謝過程中，約有5%的氧會轉變成氧自由基（一種氧分子的物質），因為氧自由基具有不穩定性，容易以連環性的氧化，破壞人體其他正常細胞與物質，引起器官細胞病變及功能衰退。然而，在人體健康的正常狀態下，這些氧自由基會受到人體天然防線的防衛作用所中和：

▲第一道防線：受到含有過氧化酵素（SOD）的抗氧化物中和時，自由基的氧化破壞力大大降低。但是這些過氧化酵素，經常隨著年齡增長或不良因子如抽煙等影響，逐漸降低中和氧自由基的功能。

▲第二道防線：尚未被 SOD 中和的氧自由基，可經由第二道防線的抗氧化物和維生素所中和。

▲第三道防線：當第二道防線的維生素中和氧自由基的功能不足時，可再由第三道防線的微量元素所中和，如鋅、鎂、錳等微量元素的抗氧化蛋白質。

當以上所有防線的抗氧化功能衰退時，人體內的心、腦

血管便逐漸產生粥狀硬化病變，引發體內其他器官組織開始老化，甚至引發器官細胞的癌變。

2. 螯合作用：

　　數十年前，德國諾貝爾化學獎獲得主 Dr. Alfred Werner，首創螯合（Chelation）理論。當時德國一家石油公司為了治療員工的「鉛中毒」問題，委託 Dr. Alfred Werner 進行研究「如何排除殘留人體內的鉛」。這位博士曾經採用各種化學元素、藥品等，仍無法中和或分解殘留體內的「鉛」，經過「屢敗屢試」的研究精神，終於發現以特殊高單位的維生素、微量元素及氨基酸配方，竟然能將鉛的大分子粉碎成小分子，排出體外。這種粉碎重金屬的作用，類似鉗子作用，因此便以拉丁文「Chlate」──螃蟹的「螯」，即「鉗子」之意來命名，將此作用稱為「螯合作用」或「鉗合作用」。

物質整合之效

　　人體內維生素 E 及 β-胡蘿蔔素越低，罹患心、腦血管疾病機率越大，相差約近六倍。英國專家研究發現，心絞痛病人的血漿中，普遍缺少 β-胡蘿蔔素、維生素 C 及維生素 E。β-胡蘿蔔素具有抗氧化和清除人體內氧化自由基的作用，可以預防脂肪肝患者併發心臟病、腦中風；維生素 E 則是人人

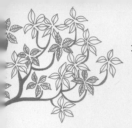

皆知的抗氧化物，一般以為維生素 E 是脂溶性，事實上，作用較強的維生素 E 是水溶性；維生素 C 則促使血清膽固醇濃度下降，可以防治動脈血管粥狀硬化與脂肪肝的發生。

此外，維生素 B 群有助於增加 BH4（四氫生物喋呤）的濃度，促使「NOS」的活性，以及降低同型半胱氨酸濃度，可減少氧化自由基破壞「NO」的功能，並消除 ADMA 的干擾作用，因此保護了血管內皮細胞。

經由營養學專家研究，發現紅葡萄酒中含有豐富維生素 B12，能促使血管內皮細胞自製 NO，因此具有擴張血管的作用，並能預防血脂過高、血液粘稠及血栓的形成。

不論是飲食療法或口服營養保健品，容易受多種因素破壞，經常無法達到預期的吸收量，因此我們採用靜脈注射，以調控百分之百的吸收量，以達到最理想的作用效果。適量的多種維生素、微量元素以及螯合作用，能促使人體內的左旋精氨酸、前列環素（PGI2）、超氧化物歧化酶（SOD）、左旋內鹼（L-carnitine）等增加，激發血管內皮細胞自製 NO 的功能，並保護內皮細胞與NO不受破壞。當人體產生更多天然心、腦血管病變的藥物——NO，整個心、腦血管系統進入「良性連鎖反應」。

近幾年來，歐美醫學界除非緊急心血管支架手術外，已逐漸改用另類療法的「螯合療法」（Chelation Therapy）替代

支架手術，治療心臟冠狀動脈阻塞的病變。單純的「螯合療法」多半採用大劑量的多種維生素、微量元素、EDTA，透過靜脈注射時，往往引起體內激烈疼痛，而且每次六到八小時的靜脈注射，需要經過三十至四十次以上，甚至二至三個月以上，才能顯現心、腦血管粥狀斑塊阻塞病變的改善。

個人曾經在美國另類療法中心，嘗試過這種螯合療法，在治療過程中，感覺全身忽冷忽熱又「徹骨地酸痛」，彷彿體內每一寸細胞正歷經一次「脫胎換骨」的生死歷程。因此，許多人打從心底恐懼，那種螯合療法帶來的「漫長煎熬」。

綠能整合療法採用改良式「螯合療法」，只需「單純螯合療法」1/5 至 1/10的劑量與濃度，搭配光波的光譜療法、聲波的音樂療法、電波與磁力波的波動能療法，以及尿液的訊息療法，於五至十五天的治療時間，即能逆轉與消除頸總動脈血管粥狀斑塊的病變，恢復正常血流量及血流速。而且「改良式螯合療法」，不會產生激烈疼痛，每次治療也只需二至三小時。

Q：螯合療法為什麼被吹噓與曲解？

宣導螯合療法的專家，認為這是一種新的而且「唯一」的治療高血脂、高血壓、高血糖、癌症等疾病，以及清血排毒的醫療方法。批判的一方，則認為以目前主流醫學能力，不可能有如此神奇效果的療法，除非是採用類固醇治療。

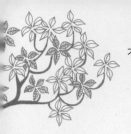

療效驚人的類固醇，又被稱為「美國仙丹」，至於類固醇在治療作用中發揮了何種作用機轉，主流醫學界至今依然無法明確了解，僅以急救某些病人為優先考量，將作用機轉問題或副作用問題都視為次要。所以當「螯合療法」能產生超乎主流醫學領域所認知的療效，許多人就認定是添加了「仙丹」類固醇。

然而，根據十多年的臨床經驗發現，深具療效的「螯合作用」，並非萬能。正如一再呼籲與強調的，人體是具有物質、能量及心靈訊息的個體。任何長期慢性病所病變損傷的範圍，不僅僅是出現症狀的器官而已，其實已經波及整個人體的物質性器官、組織細胞的活力能量，以及心靈的訊息意念。

同樣的，假如只採用一種螯合療法，並誤認這是「唯一的療法」，則療效仍有其侷限。當顯現不了預期效果時，倘若採用類固醇，以求曇花一現的效果，這掩人耳目的不道德取巧之法，無疑破壞了一種正在發展的理想療法，使其受到誤解與排斥。持排斥立場的專家，甚至因此不分青紅皂白，一口咬定「螯合療法」是依賴類固醇激素來矇騙世人，這也是不負責任的曲解，可能阻礙人類醫學的進步。其實，這種欺騙行為的螯合療法，很容易被揭穿真相，就如服用了類固醇的運動員，驗尿立刻可以知道是否使用了這些禁藥。

人體是肉體、心靈、能量的複雜結構體，加上長期慢性

病症損傷層面廣範，任何單一治療原則與方法，都不足以應付。螯合療法只是其中輔助的一小部分，仍須採用光譜、電場、波動磁場、微量元素、針灸經絡平衡……等整合療法，同時、同步進行治療，才能達到治療疾病的理想效果。

實際案例：

六十五歲的林小姐，經過微量元素分析與毒性元素檢測，以及超音波報告發現：

治療前（2008. 2. 21）　　　　治療五次　　治療後（2008. 2. 28）

1. 重金屬排除：

鉛 3 ——————————→ 0

鎘 2 ——————————→ 0

2. 頸動脈、血流量、血流速度增加一倍，恢復正常：

峰值流速：右側　13.7 cm/s　——————→　40.7 cm/s

左側　13.6 cm/s　——————→　40.7 cm/s

血流量：　右側　0.612 L/min　—————→　1.30 L/min

左側　0.766 L/min　—————→　1.49 L/min

3. 頸動脈脂肪粥狀斑塊消失：

右邊　兩塊　　————→完全消失

（1.0X0.6mm^2）（1.4X0.6 mm^2）

左邊　一塊　　————→完全消失

（0.9 X 0.4 mm^2）

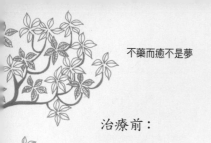

不藥而癒不是夢

治療前：

上海国宾医疗中心

微量元素分析及毒性元素检测报告

姓名：林碧█　　性别：女　年龄：65　体检号：　　　编号：5193

检测项目	代码	检测值	状态	参考值
免疫功能	B222	19		18 — 21
恶性肿瘤危险因素	F005	0		0 — 21
良性肿块	D746	0		0 — 21
基本调整B	D995	0		0 — 21
钙	C739	18		18 — 21
铁	C299	19		18 — 21
锌	C377	19		18 — 21
硒	C818	19		18 — 21
铜	C875	20		18 — 21
镍	C815	19		18 — 21
镉	C301	2	↑	-21 — 0
铅	C758	3	↑	-21 — 0

检测医生　　　　　检测日期　2008年2月21日　第　1　页

126

治療五次後：

上海国宾医疗中心

微量元素分析及毒性元素检测报告

姓名：林碧█ 性别：女 年龄：**65** 体检号：   编号： 5222

检测项目	代码	检测值	状态	参考值
免疫功能	B222	19		18 — 21
恶性肿瘤危险因素	F005	0		0 — 21
良性肿块	D746	0		0 — 21
基本调整B	D995	0		0 — 21
钙	C739	18		18 — 21
铁	C299	19		18 — 21
锌	C377	19		18 — 21
硒	C818	18		18 — 21
铜	C875	19		18 — 21
镍	C815	19		18 — 21
镉	C301	0		-21 — 0
铅	C758	0		-21 — 0

检测医生 ＿＿＿ 检测日期 2008年2月28日 第 1 页

不藥而癒不是夢

治療前：

上海国宾医疗中心
超声报告单

超声号：169643
卡　号：20271378

姓名：林碧● 性别：女 年龄：65 通讯地址：_____
临床诊断：体检 检查部位：肝脏;胆囊;双肾;颈动脉
图像质量：较好 体形：_____ 联系电话：_____
存图：_____ 仪器型号：LOGIQ 400 CL 频率：_____

超 声 检 查 结 果

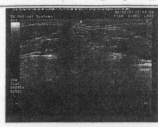 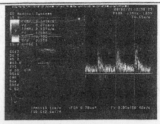

颈总动脉内径：	右侧7.8mm，内膜中层厚0.5mm	左侧7.6mm，内膜中层厚0.5mm
峰值流速Vmas:	13.7cm/s	13.6cm/s
Vd:	8.07cm/s	8.33cm/s
TAMAX:	13.7cm/s	13.6cm/s
搏动指数PI:	1.387	1.377
阻力指数RI:	0.702	0.693
S/D:	3.356	3.254
血流量FVO:	0.612L/MIN	0.766L/MIN

右颈总动脉内见1×0.6mm，1.4×0.6mm稍增强回声光团。左颈总动脉内见0.9×0.4mm稍增强回声光团。
肝脏：肝脏大小形态正常，表面光滑，包膜完整，肝内回声分布均匀，血管纹理走行清晰，肝内未见占位性病变，
肝内胆管未见扩张。
胆囊：胆囊大小形态正常，充盈良好，囊壁光整，未见异常回声。
肾脏：双肾形态大小如常，皮质回声未见明显增强，未见积水、结石，未见异常肿块回声。
子宫及左侧卵巢切除，右卵巢19×15mm。附件区未见明显异常肿块

超声提示：

1. 双侧颈总动脉内血流峰值流速慢，血流量少。
2. 双侧颈总动脉内见斑块形成。
3. 子宫及左侧卵巢切除，附件区未见明显异常肿块
4. 肝胆双肾未见明显异常

诊断医师：吴友元 签名：
日期：2008-2-21 12:47:49

本报告仅供临床医生参考

治療五次後：

上海国宾医疗中心
超声报告单

超声号：170260
卡　号：2027131

姓名：林碧＿＿　性别：　女　年龄：65　　通讯地址：＿＿＿＿＿
临床诊断：体检　　　　　　　　　　检查部位：颈动脉
图像质量：较好　　　体形：　　　　联系电话：＿＿＿＿＿
存图：＿＿＿　仪器型号：LOGIQ 400 CL　频率：＿＿＿＿＿

超 声 检 查 结 果

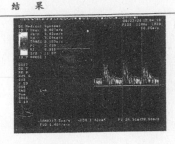

颈总动脉内径：	右侧7.6mm, 内膜中层厚0.5mm	左侧7.5mm, 内膜中层厚0.5mm
峰值流速Vmas:	40.7cm/s	40.7cm/s
最低流速Vmin:	12.2cm/s	3.43cm/s
Vd:	12.2cm/s	3.04cm/s
TAMAX:	22.2cm/s	18.3cm/s
搏动指数PI:	1.286	2.039
阻力指数RI:	0.701	0.916
S/D:	3.345	11.87
血流量FVO:	1.30L/MIN	1.49L/MIN

颈总动脉内未见明显的斑块显示。

超声提示：
1. 双侧颈总动脉内血流峰值流速正常，血流量少。
2. 双侧颈总动脉内未见斑块形成。

诊断医师：吴友元　　签名：
日期：2008-2-28 12:05:58

本报告仅供临床医生参考

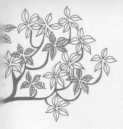

不可或缺的生命之氧

人體組織器官與細胞賴以生存之要素，其實只有營養與氧氣，營養來自食物，氧氣則來自外在環境的大氣，當心、腦血管引發粥狀硬化病變之後，血管因狹窄與阻塞，造成心肌與腦細胞長期供血不足以及缺氧。在「綠能整合療法」中，「氧氣」的供給佔相當重要地位，基於「物質觀」補充維生素、微量元素時，也同時補充人體器官細胞賴以維生的氧氣。何況，氧氣對於心肌與大腦細胞更是重要與必要的。死之所以發生，即是心肌與大腦細胞的嚴重缺氧所造成。

食物、水或陽光等還可以幾天不吃喝、不接觸，也不會立即危及生命；然而，氧氣是人體一刻都不可缺少的維生物質，外在環境的氧氣是否充足，直接影響人體是否缺氧。

A. 空中之氧

人體外在的大宇宙與體內的小宇宙之間，存在著息息相關的互動，藉由以下的現象，即足以印證。

1.西藏、布達拉宮之氧

2000 年 3 月，第一次自成都搭飛機，到嚮往已久的神祕殿堂——布達拉宮，這座宮殿矗立於世界上海拔最高城市——拉薩。由於「海拔越高氧氣越稀薄」，極易引發缺氧的高山症，國內外許多遊客因此喪命於旅途中。

　　剛下飛機,即開始感覺倦怠無力;當夜晚來臨,身體更加不舒服,頭痛如針刺,又像要炸開了。吸了一袋氧氣,並喝下可以緩解高山症的「紅景天」,然而並沒產生預期的效果。後來換了房間,住到一樓,頭部刺痛的症狀才慢慢舒解,經由導遊的解說才明白,在高海拔的拉薩,住得越高,高山症越嚴重,所以儘量住在底樓。

　　「紅景天」是西藏一種特殊植物的根及莖,具有增加血液含氧量的作用,然而依據經驗、效果並不是那麼理想,我想可能是口服液中成分不足所致。當參觀達賴喇嘛行宮——布達拉宮,這座世界上海拔最高的宏偉建築時,發現外面用泥灰酥油砌成,宮裡還收藏著千百年來佛教的文物寶藏,令人目不暇給。然而,布達拉宮內處處點燃「酥油燈」,以及忽高忽低、忽上忽下的建築,每每導致遊客嚴重缺氧及高山症狀,後來仰賴服用藏藥「高原安」沖劑,才一路順暢完成「布達拉宮之旅」。

　　2002 年,陪同家人再度抵達布達拉宮。因為有了第一次的經驗,對「布達拉宮之氧」不再陌生,因此「高山症」的高原反應,不再像上一次那麼激烈。2005 年 7 月,上海市台商協會於會長李茂盛領隊下,展開拉薩之旅,由於成員幾乎都是台灣知名企業的董事長、總經理及其家屬,平均年齡約六十歲左右,為了安全考量,李會長一再邀請我擔任隨行照護。旅途中,幾位成員發生了嚴重的缺氧現象,但我憑藉

著「綠能整合醫學」的治療，以及對「布達拉宮之氧」的熟悉，一行人終於安然無恙地返回上海。

有位幽默的知名董事長，開玩笑地說：「萬一，有人發生三長兩短，台灣甚至東南亞的經濟及股票，可能要暴跌一個月。」事實上，這可不是玩笑話，那趟隨團旅行，我確實肩負著國家經濟的「重責大任」。

2.在阿根庭「氧都」的清醒

拉薩是世界上海拔最高的城市，布達拉宮是世界上氧氣最稀薄的宏偉宗教建築；而阿根庭首都布宜諾斯艾利斯，則是世界上公認「氧氣」最充沛的都市，「布宜諾斯艾利斯」於印加語的原意即「充沛氧氣」。

約二十年前，移居美國之前，曾經在阿根庭居住了一個多月。剛到「氧都」的第一個星期，不知是時差還是水土不服，每天竟然睡不到兩個小時。持續六、七天，整天精神充沛，絲毫沒有一點倦意或睡意，反而讓我有些驚訝與害怕，是否身體健康出了狀況？經由當地華僑解說後才瞭解，初到「氧都」的人，因為還沒適應「充沛氧氣」的環境，都會出現類似的「超體能」現象。

B. 血中之氧

氧對人類生存的重要性，無庸置疑，事實上，氧更關係著整個宇宙的生物生命。美國 NASA 太空總署，進行火星或月球

等宇宙探索與研究時，判斷宇宙星球是否有外星人或生物存在的重大依據，就是探勘星球上是否存在「水」或「氧」。2009年，NASA 發現月球上有「冰」的訊息，因而斷定「有朝一日，人類可以移居月球」。

氧氣影響著人類生存的兩大因素：一是人體外在環境的含氧量，也就是上面所說「空中之氧」；一是人體內在環境的含氧量，即是「血中之氧」。

當「空中之氧」經由口鼻進入人體內，一路從氣管、支氣管、肺部到達「肺泡」的毛細微血管，滲透過血管內皮細胞，與人體內代謝廢物二氧化碳交換，成為「血中之氧」。來自空氣中的氧與人體內的紅血球細胞結合，附著於其表面，經由流暢的心血管循環系統的「加壓」，快速運送氧氣到人體內任何器官細胞中；之後，再經由每個細胞膜透析，與細胞代謝廢物二氧化碳交換後，順著靜脈回流帶到肺泡。整個人體內的「血中之氧」，關係著人體內各個器官細胞的生存——稱之為「內在環境」含氧量。當紅血球細胞越飽滿、表面積越大，結合與攜帶的「氧分子」就越豐富。

現在人人都知道，空氣污染、含氧減少不利於人體生存與健康，積極宣導「全球綠能環保」，年年舉行「地球日」以示重視。人們透過森林「芬多精」的高氧空氣、時尚的「氧吧」保健、「有氧運動」中心，以及潛艇醫學的「高

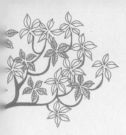
壓氧」療法等，增加人體的含氧量。然而，令人驚訝與遺憾的是，「血中之氧的內在生存環境」與「空中之氧的外在生存環境」應當同樣重要，甚至因為更接近器官細胞而更顯重要，卻始終受到人類的漠視。

請問！當世人轟轟烈烈舉行綠色外在環保的「地球日」時，誰為人體綠色內在環保舉行「細胞日」的活動？前些日子，以美國總統歐巴馬為首，在哥本哈根舉行「外在環境暖化」的世界論壇時，有誰關注人體內器官細胞的生存環境？因此，宣導「細胞日」，重視人體綠色內在生存環境，是人類群體的責任。

回顧「地球日」——外在綠色環保的慶祝活動，各國領袖熱烈參與，其目的不外乎促進人類健康、免於癌變與病變，顯見人類群體並不想自殺或猝死。那麼，為什麼更重要的「細胞日」——內在綠色環保不舉行慶祝活動呢？這又是人類的通病——感官的誤差——眼見為憑、耳聽為實。

外在環境的污染，包括看見烏黑的廢氣、聞到刺鼻的味道、聽見吵雜的聲音、喝進不乾淨的水……等，非常容易察覺；但是人體內在環境的污染，例如紅血球重疊凝集而表面積不足以結合氧，血液因膽固醇、血脂、血糖濃度高太粘稠而不流暢，血管壁內皮細胞被破壞而形成斑塊阻塞等等，影響「血中之氧」的輸送，往往因為看不到、摸不著而遭忽視。

正視內在生存環境──「細胞日」

「這是專業問題應由專家負責」，這種說法與觀念雖然沒有錯，可是依靠專家自動「清醒」，可能是十年、二十年以後的事，你、我與親友可能早已冤死、慘死、猝死了一大堆。反觀外在的綠色環保，難道不也是專家的專業職責所在，也只有專家才真正瞭解？為什麼還需要美國前副總統高爾先生，及現任總統歐巴馬先生起來呼籲後，大家才上街頭辦「地球日」活動呢？

危及人體內器官細胞的生存，不只是專家醫生的責任，更是人類群體的責任。專家、醫生與衛生醫療主管單位，也許限於某種「盲點」而不能清醒。我們為了自身的健康與生存，應該大眾喚醒大眾，注重自己體內的內在生存環境──血中之氧的問題。以下是影響「血中之氧」的因素，應該考慮如何偵測與防治：

▲紅血球表面積：紅血球重疊與凝集引起表面積不足，導致血中之氧的不足，器官細胞也因而缺氧。

▲血液粘稠度太高：造成血流不順暢、速度太慢，影響血中之氧的供給，造成器官細胞嚴重缺氧。

▲血管粥狀斑塊硬化：血管內皮細胞受到種種損傷，自製 NO 的功能衰退，防治血管粥狀斑塊硬化機制喪失，引起

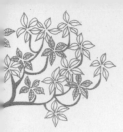

血管管徑狹窄、供血供氧不通暢，導致器官細胞嚴重缺氧。

▲血液中雜質的結晶體積太大：加重血管的阻塞與雜質沉積，影響供血、供氧的輸送，造成器官細胞嚴重缺氧。

當「血中之氧」的含量與運送受到不良影響，人體內代謝廢物氧二氧化碳的交換與排送功能減弱，而賴以生存的氧氣又不足時，人體內器官細胞陷於惡劣無比的生存環境中，器官細胞因而產生癌變、病變，甚至危及調控生命中樞的心臟與大腦，造成猝死。當今人類的十大死因，幾乎都是源於惡劣的人體內在生存環境，也幾乎導因於「血中之氧」的問題。大家怎麼可以視而不見？見而不為呢？懇請大家外求「地球日的外在綠色環保」之餘，也應內求「細胞日的內在綠色環保」！

C. 高壓氧治療

近年來，高壓氧治療受到普遍採用，甚至成為一種流行風尚。其實高壓氧的治療方法，是當初發明潛水艇的同時，基於需要而發明的。它的治療原理，即將人放在壓力艙裡慢慢加壓，當加壓到海下三十公尺深的壓力下，即同時於壓力艙中輸入氧氣；人體的血液在高壓力之下，提高與氧氣或任何氣體的結合濃度，使血液中含氧量增加，輸送到全身各組織細胞的供氧量也增加，解決了缺氧引起的病變，因而達到治療效果。

　　三十年前，我自國防醫學院畢業後抽籤進入海軍服務，曾經接觸過高壓氧的潛艇醫學，那時主流醫學視之為治療潛水病的「另類」療法。談到高壓氧療法，就不能不談「潛水病」的發生與治療，才能深入瞭解高壓氧療法的原理與作用。受過海底潛水訓練的人或潛水夫都知道，潛入海底二、三十公尺深後，準備浮出水面時，速度絕對不能太快，必須跟在自己呼出空氣的泡泡後面，緩慢浮升出水面。

　　假如上升速度太快、壓力驟減，人體內的血液將變成泡泡狀態，就像肥皂水的泡沫般。當血液含有氣泡時，輕者造成手、腳末梢微血管阻塞，引起四肢麻木；嚴重者引起腦部血管或心臟冠狀動脈阻塞，造成中風或心臟梗塞猝死，這就是「潛水病」。

　　治療方法，是把潛水病人放在高壓艙裡慢慢加壓，當壓力增加到一定程度時，泡沫狀的血液恢復成正常液態的血液，然後再慢慢減壓到大自然的「大氣壓力」，所有血管阻塞的病症消失恢復正常，這是一種自然「還原療法」。

　　在高壓氧療法及壓力艙尚未發明之前，漁夫或潛水夫早就知道潛水症的致命性。他們那時的治療方法，是把病人帶至海面下二、三十公尺深，然後再慢慢重新浮出水面，潛水病症就治好了，這是「自然療法」的典型代表。我們能說它是不科學、是另類嗎？換成主流西醫採用的吃藥或開刀療

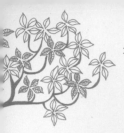

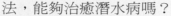

法，能夠治癒潛水病嗎？

後來，高壓氧療法被運用於糖尿病併發症的下肢壞死症，或發炎壞死的傷口，促使組織細胞得到充足的氧氣而活化，增加壞死組織細胞的復活機率，此外也廣泛用於因瓦斯中毒或其他因素造成的腦細胞缺氧。從理論來看，接受高壓氧治療應當對病症有所幫助，但是仍須合併其他治療，解決其他引起腦部血液循環不良或缺氧的因素。舉例來說，如果血液及血管的輸送功能不正常，如紅血球粘集、高血脂、高血糖、血管狹窄或阻塞……等因素，沒有同時得到治療與解決，單單給予「高壓氧」，治療效果一定會打折扣，根本達不到理想的療效。

目前，心、腦血管病變是否適合在高壓情況下接受治療，尚無實際臨床經驗，所以難下結論。不過，有些病人家屬詢問時尚「氧吧」，或有氧運動與舞蹈，是不是有所幫助？答案是有幫助，但是必須同時治療血液與血管的病變。因為擔任輸送功能的血管、血液及血球，如果無法達到正常的功能，光增加氧的吸收也於事無補。可見任何防治方法與原則，必需兼顧全面的整合。

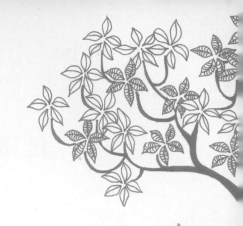

綠能醫學的
能量觀與訊息觀

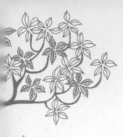

能量觀療法面面觀

　　談能量觀的醫學之前，先確定人體結構是否存在能量層面？人體是否是一個能量體？因為能量看不到、摸不著，實在難以「眼見為憑」，所以一直受到主流西醫與世人所質疑。

　　回顧人類文明的進化史，整個人類的科技文明，也只是最近這兩世紀的事情。數千年以來，因為科技不發達，各民族的傳統醫學，普遍受到宗教與習俗的禁忌與限制，人類對人體的物質層面——肉體的認知，與實際狀況相去甚遠，陷於模糊不清甚至誤解中。人類對於物質文明，一直處於困惑與無知的階段，因此對於疾病的診斷依據，多半來自人的本能反應與反射，以及人體顯現出來的訊息。

　　其實，人體各種健康與疾病的反應現象與訊息，以及宇宙大自然環境的變化，如陽光、水、風、寒、暑、濕等氣候季節的轉變，甚至摸不著、看不到的氣場（能量場）例如「風水」，都與人體的健康息息相關。縱觀各個古民族的醫學與醫術，其中整理最完善、傳承最廣泛的，就屬中國的醫學。

自然界中的光能量

生物的生存與生命的現象，處處皆證明所有生物（包括人類）皆需要能量，體內也存在著能量，更是個能量體。甚至無生命的非生物體，如礦石、聲波、光束、閃電、磁場……等，以及所有宇宙大自然的現象，都存在著能量。每當早晨太陽升起，蛇、蜥蜴、烏龜、鱷魚……等冷血爬蟲類動物，便伏在地上吸收太陽光的能量，當吸取足夠的大自然能量後，才開始「活蹦亂跳」展現生命活力的一天。

植物也是經由根部吸取土壤中的水、微量元素及營養，輸送到整棵樹的葉子中，經由光合作用的能量產生葉綠素與氧氣。另外，像牛、羚羊、馬……等草食性動物，一輩子只吃青草，甚至於冬季還得吃乾枯的草；根據營養成分分析，這些草沒有多少蛋白質、油脂、糖分、維生素或微量元素，為何牛卻可以長得如此健壯，並具有強而兇猛的衝擊力？為何馬及羚羊具備如此強勁的衝刺力，能夠飛快地奔跑。

事實上，草食性動物不但攝取了青草中的各種營養物質，還吸收了青草中，來自大自然的氣候、溫度、磁場及陽光等能量。人類為生物之一支，當然也不可能例外於其他生物，也是受到宇宙大自然能量的影響，同時也是一個與大自

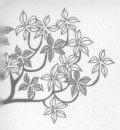

然能量息息相關的能量體。

　　近年來發現，人類從食物中攝取的物質，不只是營養學上的蛋白質、脂肪、醣類等碳水化合物，以及維生素、微量元素、礦物質……等等當今主流醫學所關注的物質層面營養，此外還包括目前主流醫學與非主流醫學所忽略，卻真實存在於宇宙空間的能量，例如色光的光譜頻率、聲波的音調頻率、磁場與電磁場的電場頻率……等等不勝枚舉，以及自然界中受到大家認同的「氧氣」。以氧氣為例，是一種看不見、摸不著的氣體，卻能幫助木材燃燒產生熱能及火，也能幫助人體各個器官的組織細胞，將食物中攝取的營養轉化成人體各器官的動能。人體也類似其他動物，需要直接吸收宇宙大自然界的能量，以形成各器官的動能。

　　這一領域的觀念與理論，曾出現於數千年前的古中國醫學寶典《黃帝內經》，其中記載人體器官對應五種色光的光譜、五種音律的音波、五種氣場能量……等。可惜！中醫流傳至今，只關注「五味物質觀」的湯藥，幾乎完全拋棄能量觀的醫學，不再繼續採用。反而，近年來國際上的物理學與醫學工程專家，發現了光譜、音波、電磁場之共振能量與熱能感應……等能量，影響著人體器官組織細胞的活動與再生能力。

　　綠能整合療法的能量層面，整合了具有共振作用、免疫排斥作用與定位導引作用的針灸療法，具有光波頻率能量的

光譜療法,具有音波頻率能量的音律療法,以及具有磁波頻率能量的波動電磁能場療法……等物理能量的刺激與共振,促使喪失動力、活力的人體器官細胞,受到激發重新獲得充沛的動力、活力,以恢復正常的代謝功能。尤其是激發人體血管內皮細胞的能量與活力,促進血管內皮細胞恢復 NO 的自製功能:

▲擴張動脈血管,增加血流量,促進血液循環。

▲促使血管內皮組織恢復光滑、不粘黏的表面,血液中膽固醇、血小板、血栓等雜質不容易沉積。

▲逆轉動脈粥狀硬化斑塊阻塞,促使血管通暢。不過,對於這各領域的概念,當今國內醫學界仍然十分陌生,國際上則正處於熱門探索之中。

五色光對應五臟

十八世紀,有位醫生無意之間發現,陽光有助於「肺結核」的治療與復原。現在,日光浴有益於人體健康,則是普世皆知的常識。

太陽光含有紅、橙、黃、綠、藍、靛、紫,以及紅外線與紫外線;紫外線具有殺傷力,可用於殺菌消毒,適量照射有助於人體骨骼,過量會致癌;紅外線可以產生熱能,有助於人體肌肉及全身血液循環,陽光與人體組織細胞的健康與

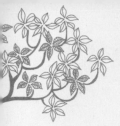

否，具有密切關係。

紅外線與紫外線的光波，都與人體器官組織的健康有關，其他各色的光波能量與人體器官組織怎麼可能無關呢？色光具有影響人體健康的能量，中醫學寶典《黃帝內經》早就指出「五色對五臟」的重點，在於講究陰陽五行平衡，這是中醫學的理論基礎，也是治療的最高境界。

在《黃帝內經》中記載：心主火主赤（紅色），肝主木主綠、脾胃主土主黃，肺主金主白（白色光即太陽光，難怪對肺結核有益），腎主水主黑（黑色無光譜與光波，經研究探索這裡的黑應當是「紫色」，在古代紫色屬黑色系列）。

目前，最熱門的能量儀器，應該就是「光療」了。但是大多採用印度與藏密的「七輪能量」觀，結果只得到心靈的能量，並未能對人體器官病變有所助益。我們首先依據中醫「五色對應五臟」的原理，不同的色光具有不同的波長與頻率，以不同的色光照射相應器官，可達到輔助治療之效，例如白色光（偏光）對應肺、呼吸系統及皮膚，綠光對應肝臟，黃光對應消化系統，紫光對應腎臟、腦部，紅光對應心臟、血管等等。據瞭解，台大醫院皮膚科已經成立了「光療中心」，採用白色光（偏光）輔助皮膚病治療，這是教學醫院開始認同「能量醫學」治療的第一步，值得肯定。（圖59）

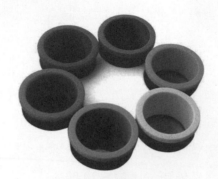

五色（圖59）

在傳統中醫中，「心」包括心臟與心靈（或精神，情緒等心智活動），如果有機會看到心臟手術或解剖，可以發現心臟是人體最紅、血容量最多的內臟器官，所以說「心屬火，喜紅色」，因此形容一個人個性開朗時，往往會說他「熱情如火」。心臟與血液之間的關係相當密切，心臟的主要功能是利用收縮壓力，將紅色的血液送往身體各處，所以人們常以「費了很多心血」來說明做事很努力，或以「熱血沸騰」形容年輕氣盛的年輕人。

肝臟的主要功能之一，是生產許多酵素、氨基酸，以分解吸收進來的營養物質，做為新陳代謝、生存、生長、發育之需，就像樹木必須吸收營養才能枝繁葉茂一樣。奇妙的是，肝臟分泌出來的膽汁為綠色，而肝硬化以後的顏色與堅硬度也跟木頭差不多，所以說「肝屬木，喜綠色」。

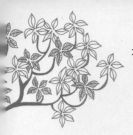
　　腎臟是人體最主要的水分代謝器官，血液中的毒素、廢物經腎臟過濾之後，九成以上由泌尿系統排出體外，所以說「腎屬水」。中醫的腎並不單純是腎臟，還包括生殖與泌尿系統，那麼為何說腎「喜黑色」呢？因為中醫認為水在五行中歸於北方，而北方屬黑，因此認為腎喜黑。曾以「能量測定法」進一步驗證，發現深紫色的能量頻率比黑色更適合腎臟，所以「腎喜深紫色」才符合實情。

　　「肺屬金，喜白」與「肺主皮毛」，都是中醫典籍早就提及的論點，代表中醫早就知道人體中負責呼吸作用的，除了肺部之外，還有皮膚和毛孔。如果實際觀察煮熟的動物肺臟，可以發現大部分都是白色，加上人類的呼吸也是無臭無味，而金在五行中屬西方為白色之故，所以說肺「喜白」。

　　至於「脾胃屬土，喜黃色」比較容易理解，因為五穀雜糧都需要土地才能生長，而吃進肚子的食物經過脾胃消化、吸收養分，才能供給全身器官細胞，就像大地滋養著萬物。不僅如此，消化、吸收過後的食物殘渣，排出後依舊回歸大地，大地上的土又是黃色，所以「脾胃屬土，喜黃色」既合情又合理。

　　我們早在十多年前，能量門診中心便採用色光做為輔助治療，經由光譜治療之後，不僅可以增強相應器官的細胞活力，還能縮短治療時間。（目前台大醫院也已用先進的白色光譜輔助皮膚治療。其實，遠在數千前，中醫寶典《黃帝內

經》早已記載：肺主皮，毛主白。很神奇吧！）

紅色光有益心臟血管

《黃帝內經》更神奇、玄妙之處，在於科技不發達的數千年前，人們對於身體器官完全渾沌不明的階段，便記載了「心主赤」，赤代表了紅色。然而，數千年以來，中醫始終將「心主赤」視為一種論述，從未應用於疾病的臨床治療，頂多認為紅色物質可能益於心臟，未曾考慮「心主赤」是紅色光的光譜頻率。

在「能量醫學」的臨床經驗中，發現紅色光譜頻率的能量，對心血管細胞的活力與功能有無比助益，因此心、腦血管病變的光譜療法，即採用紅色光譜，輔助療效相當顯著。現代科學界也發現紅外線有助於血液循環，而紅色光波與紅外線頻率相當接近，兩者之間僅是一線之隔。

在「綠能整合療法」中，將紅色光照射在人體左胸心臟位置的皮膚上，紅色光譜的療效驚人，其適應症包括心律不整、心肌缺氧、早期心肌梗塞、心絞痛、高血壓、頸總動脈粥狀斑塊阻塞、支架手術後預防再復發治療⋯⋯等心、腦血管病變。依據臨床經驗，脂肪肝、肝腫大、心律不整、心肌缺氧、心肌梗塞、頸總動脈斑塊阻塞等病症，只需在約一個月內進行 10～20 次的「綠能整合療法」，就可以使器官恢復正常功能。

　　這足以印證顏色的光譜頻率有助於恢復器官功能，這些發現與心得可供物理學界或醫學界同道、前輩及專家參考，如果能深入研究，或許可以發現更有益人體健康的方法。

實際案例：

年僅 45 歲的李先生，是位年輕的董事長，十多年來，在大陸開拓了婚紗攝影市場的一片天。因為勤奮工作與家族心臟病史，38歲即做了一次「支架手術」；五年前醫生告訴他：「你的心血管再度阻塞了，必須再做一次支架手術。」經上海台商協會的朋友介紹，接受了綠能整合療法，至今心血管未曾出現狹窄或阻塞，也未再做任何支架手術。每年回台北做的心、腦血管專業西醫檢測，心血管及心臟功能都一直維護得很好。有時候，奔波太累了，或發現一點點異樣，即回來接受 2～3 天「整合療法」的調養。以下是 2009 年 9 月「進場保養」的資料（圖60、圖61）

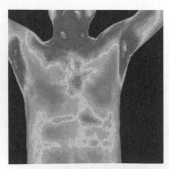
治療前（圖60）

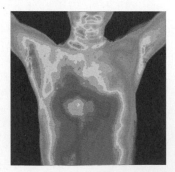
治療後（圖61）

色光能量左右鵪鶉

為什麼「紅色光譜」能促進心肌細胞及動脈血管內皮細胞的能量與活力？這個問題，與自然界生物為什麼需要氧而不是二氧化碳才能生存，同樣的是未解之謎。

根據外電報導，畜牧專家養殖鵪鶉的過程中，鵪鶉的成熟及蛋的產量受到不同顏色的光影響，經由多年的試驗與觀察發現，鵪鶉出生前十天需二十四小時照射白色的日光燈，之後再逐漸縮短並改為紅色燈光。如果一直繼續照射白色光，鵪鶉將食量大增並成長快速，但是蛋的產量卻大幅減退，因此專家認為白色光的能量頻率促使鵪鶉加速發育，卻抑制生殖系統的功能。如果換成紅色光照射八小，則鵪鶉的食量減少，蛋的產量每天增加三～五倍，因為紅色光的能量頻率促使它們不吵鬧、活動減緩及休息睡覺，發育、成長速度也減慢。

鵪鶉對色光能量的敏銳度相當高，包括飼料槽的顏色也需要注意：白色的飼料槽會刺激鵪鶉多進食，如果改成其他顏色就不會靠近吃飼料；紅色的水槽刺激鵪鶉去喝水，改變成其他顏色鵪鶉再渴也不願喝水。專家發現，這種現象並不是後天訓練或養成的習慣，即使是人工孵化又單獨生活的鵪鶉，也是同樣出現這種現象，因此認為這是與生俱來的天性。

鵪鶉對於白色光能量與紅色光能量的生理機能反應，與

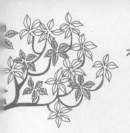

人或其他動物對於色光的反應迥然不同。以牛為例，紅色及紅色光能量，將激發其平靜情緒轉為憤怒，舉世聞名的「西班牙鬥牛」，就是被鮮豔的紅色布巾所激怒，才奮不顧身地橫衝直撞，拼個你死我活。人類也是一樣，根據科學家的研究，紅色光將激起體內情緒激蕩、心跳加快、失眠、壓力指數上升，與鵪鶉的反應完全相反，這是什麼原因？至今，仍缺乏較具說服力的解說，只能歸因於物種的特性吧！

因此，動物實驗並不完全符合人類的臨床所需，有些現象已超乎動物實驗的範圍，動物實驗只是參考，不應「喧賓奪主」成為人類醫學的一切依據。某些專家，不應開口或閉口只講「動物實驗」，動物並不是人類的祖宗，何況在醫學臨床上，已發生多起動物與人體之差異性問題。（澳洲兩位偉大的醫生：Dr. 華倫與 Dr. 馬歇爾，發現「幽門桿菌」而贏得諾貝爾獎之前，即曾經受過「動物實驗」的殘害，是一個血淚的例子。）

從種種宇宙自然界的現象發現，太陽光中紅外線與紫外線之間的紅、橙、黃、綠、藍、靛、紫等光譜能量頻率，對於自然界生物及其各器官細胞的功能與活力能量，具有密切的關係；甚至某些尖端科學家認為，光譜的能量頻率不只供應宇宙生物能量，還能傳遞不同的頻率訊息。

陽光有助於肺結核的治療，相信人們只要繼續研究，也

能證實以下光譜療效：

▲紅色光有助於心、腦血管病變的治療

▲綠能光有助於脂肪肝、肝纖維化與硬化的治療

▲黃色光有助於十二指腸潰瘍、糖尿病的治療

▲紫色光有助於腎功能及精神情緒疾病的治療

十多年來，作者將這些光譜應用於疾病的臨床治療，很願意提供淺薄心得與經驗，義務協助有志於此領域的基礎醫學專家，共同探索、開創人類醫學的新領域！

音波療法

優美的音樂具有淨化心靈之效，噪音卻對人體的身心造成傷害，音樂可以影響情緒與心情，是眾所皆知的事。近年來，歐美和日本等國家積極收集中古歐洲的宗教音樂，以及東方的道教、佛教音樂，試圖從中探索音樂對人體健康、養生的影響。音律是具有節奏的頻率，而人體器官細胞的生命活動，也是具有規律性的生命節奏，因此兩者可以產生共鳴的振動。

當宇宙的陰陽變動無常，引發人體內陰陽波動失調時，

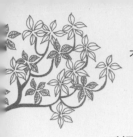

可經由外在音律波動的節奏頻率，來調控體內生命的波動節奏，進而促使陰陽波動恢復平衡，達到輔助治療效果。中國音樂源自上古《河圖》、《洛書》的數理推演，推出人體的生命節奏，並導引出五音的特徵，五音即為「宮、商、角、徵、羽」。

五音與五臟的共振

人之有病，即是陰陽失衡的現象，音樂療法即是透過音波頻率來調整陰陽的平衡。至於，中國音樂中的五音：宮、商、角、徵、羽，根據傳說是古人取自天然聲籟中的五種音律，這些音律的特性與五行五臟的屬性，具有相互融合之作用：

▲宮：音律平和雄偉、莊重寬宏，具有「土」的特質，呼應五臟中的脾。

▲商：音律清淨肅靜，具有「金」的特質，與肺相呼應。

▲角：音律朝氣蓬勃、蒸蒸日上，屬「木」的特質，呼應於肝。

▲徵：音律熱烈歡欣，屬五行中「火」的特質，與心相呼應。

▲羽：音律悠揚澄靜，柔和透明，似「水」的特質，呼應於腎。

　　五音與五臟，乍看似乎是兩個截然不同的概念，其實都可經由五行的共同特性，彼此相互作用與共鳴。音律經由波動震撼人體皮膚，不斷向體內傳遞的波動，將引起人體內細胞組織之間出現同波動頻率的同步共振，因此，音律波動可以調控細胞組織的生命波動。

　　適當而匹配的聲波，促使各器官組織的生物機能，處於共振、共舞的活躍狀態，如人體內的脈搏起伏、心律快慢、呼吸節奏、胃腸蠕動，甚至肌肉的收縮與舒張，都是人們已知的「生物節奏」。科學家已經證實，人體的交感與副交感神經，彼此相互調控著這些已知的生物節奏；然而，有些沒有明顯感受或依然未知節奏變化的器官，如肝、膽、胰、腎……等，同樣具有「生物節奏」，它們也受某些神經及神經分泌的傳遞素所調控。當音波與這些器官組織相互共振共鳴時，這些器官的「生物節奏」，便能得到良好的調節。

　　依據多年「波動能量資訊醫學」的臨床經驗，音樂的波動節奏旋律，不論經由聽神經傳達至大腦中樞的反射調控中樞，或是由波動節奏直接對人體的頻率振動，確實都具有影響與調控人體器官的功能。然而，在臨床治療中，也發現了以下的瓶頸與盲點：

1.音樂療法無法達到預期效果：

　　所謂音樂療法，即以一種音波節奏的頻率，透過以下方

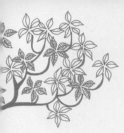

式影響人體健康：

▲經由人體聽神經的傳導，對大腦情緒中樞的和諧調控，影響人體的交感與副交感神經作用，導致人體的心臟收縮、血壓升降、腸胃蠕動、呼吸快慢、肌肉緊張與鬆弛，以及肝臟、胰臟、腎臟等器官的生理功能、甚至內分泌系統的分泌功能，並因此影響人體的健康狀態。

▲音波節奏振動空氣，使人體的皮膚、肌肉與體內器官細胞，隨著頻率的起伏與音波產生共振的節奏作用。

然而，單一的音樂療法或光譜療法，功效經常侷限於某一、二種病症而已，無法達到預期的效果，這正是當前音樂療法的瓶頸之一。如果能整合各種能量療法，相信音樂療法就能發揮更顯著、更理想的療效。

2.是音波療法？還是音樂療法？

中醫寶典中記載：宮、商、角、徵、羽五音與人體五臟脾、肺、肝、心、腎息息相關；但是，目前一般以「音樂療法」促進人體健康與疾病治療時，一曲音樂卻經常包含了多樣、多變的音調及旋律，因為單一音調譜不出悅耳的音樂。

從「光譜療法」臨床經驗發現，陽光所包含紅、橙、黃、綠、藍、靛、紫七種顏色的光譜，對於人體的健康與維生素 D 的合成具有相當助益，但是除了某些皮膚病之外，陽

光對於其他器官病變不具針對性的治療效果。不過,如果採用單一顏色光的光譜療法,就能產生臨床意義的治療效果,例如:綠色對應肝臟、紅色對應心臟與血管、黃色對應消化系統、紫色對應腎臟機能、藍色或偏光(白光)對應呼吸系統的肺及皮膚。以心、腦血管的病變為例,融合紅色的光譜療法,治療效果會大為增加。

音樂療法是否須採用單音的「音波療法」,而不是整曲「音樂療法」?採用哪一種樂器發音呢?多快或多慢的頻率比較合適?這些都會影響音樂療法的效果,但是這些因素都尚未得到明確的結論,仍有待研究與探索。

針灸經絡

在十多年波動能資訊療法的臨床經驗中,與馬芳傑醫師共同發現波動能電磁場針灸療法(V.E.M.A.T—Vibrational Electro-Magnetic Acupuncture Therapy),首創了整合中國傳統經絡針灸與波動型態生物電磁場的療法。這種磁場能量配合針灸經絡共振能量的療法,產生了倍增的治療效果,在臨床實際病例中,發現VEMAT對於失眠、憂鬱症等精神情緒壓力病症有奇特效果,對於心、腦血管病變防治也具有非常理想

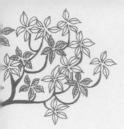

效果。此外，對於脂肪肝、肝纖維化與肝硬化的治療，若搭配其他物質觀的螯合療法與訊息觀的尿療法，也可以發揮良好的輔助功效。

針灸經絡的新解

中國醫學的針灸經絡學說，經由物理學的科技與人體生理、病理學的研究探索，至今仍無法理出明確的脈絡，主流西醫對這項學說依舊充滿疑惑。因此，提出以下幾點較新概念的解說，如中央科學研究院物理學院士王唯工博士的「針灸經絡共振作用」，和個人依此推論「針灸經絡的傳導──手機般的無線同頻率聯通」假說，以及臨床上的應用心得「針灸激發人體的免疫功能──異物排斥作用的本能」。此外，在多年的臨床經驗中，還發現針灸具有「導彈」鎖定目標的導引作用。

1. 針灸經絡的頻率共振：

物理學家王唯工博士於《氣的樂章》中，提出了一種創新的假說：人體每一條經絡各有頻率，與相對器官的生物頻率同步，如肝經對應肝臟、心經對應心臟……等等，而每條經絡的穴位點，都是激發該經絡與器官產生頻率共振的傳遞點。

經絡是所有同頻率共振的穴位傳遞方向途徑，並非真正有形的線路。例如心經的途徑，實際上是自極泉、少海、通

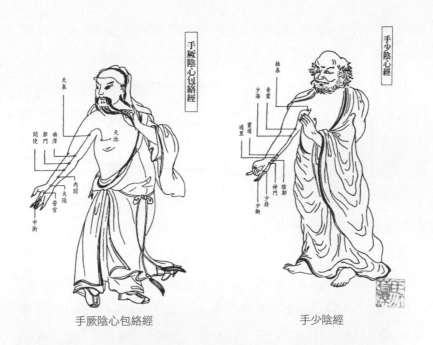

手厥陰心包絡經　　　　　　手少陰經

裏、神門到少衝的所有心經穴位，而心包經的途徑，是自天池、天泉、內關到中衝的所有心包經穴位，這些穴位與心肌細胞之間，具有相同生物頻率的共振點。

2. 創世紀的概念——針灸如手機：

　　穴位與經絡的假說與概念，有如現在人們普遍使用的手機，當撥了某一公司（某一經絡）企業的總機號碼，即使是隔數萬里之外的地球另一端，彼此間也沒有電纜線連接，因為頻率相同仍然可以相互通話。而該公司企業的所有分機（同一經絡之各穴位），同樣可以轉接相通，不必另撥其他

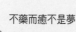

號碼。可別小看這麼淺顯的例子，這創世紀的概念，可是三千多年來的突破。

　　過去的物理學家、主流醫學界、中國醫學界等，都陷入經絡圖形迷思，一直鑽入「有形經絡」的牛角尖，因為從人體的解剖學、病理學、生理學……等深入探索，人體有血管、神經、淋巴等有形管徑路線，但就是找不到人體經絡的管線。

　　一向倡議「眼見為憑」的主流西醫，便據此認定針灸經絡是毫無根據、不科學的。換個例子來分析，十九世紀之前人類傳遞訊息的方法，從中國古代商朝烽火臺的煙、蒙古人的狼煙，以及印第安人的煙霧，之後有旗號、信號燈、信號彈，以及後來的有線電話與無線通信，直到當今無遠弗屆的手機衛星通訊。試問「眼見為憑」的狼煙、旗號、信號彈、有線電話比較科學、比較進步，還是無線電通信與手機衛星通訊等缺乏「眼見為憑」線路的方式呢？年少時的我，也曾陷入主流西醫「眼見為憑」的通病中，如今才深深體會到「未知」並非不科學，如果無法擺脫思想的窠臼，將成為「無知」。

　　突破迷思後，不論是針灸經絡的頻率共振假說、中國醫學的經絡學，以及五臟、五行、五氣的理論，都可以得到合乎科學的解釋，並得以窺見其玄奇療效的作用機轉。

3. 針灸激發人體天生免疫排斥：

　　針灸具有刺激人體天生的免疫排斥作用，所以會產生免疫

反應現象——紅腫熱痛。針灸的針體，不論材質是不銹鋼，還是古代的銀、銅、鐵或石頭，對人體來說都是外來物；而人體對於任何外來物侵入體內時，受侵部位一定產生「免疫排斥作用」的反應現象，因此當針紮入人體穴位時，身體出現本能的免疫排斥，決無例外。身體的免疫排斥作用如下：

▲增加受侵部位的血液循環，使得溫度升高，出現熱及紅的現象。

▲增加免疫功能的白血球，及攜帶氧與營養的紅血球，聚集受侵部位，對抗入侵的外來物，因此出現腫大現象。

▲這些反應刺激了神經系統，才會產生痛、癢、脹的不舒服感覺。

4. 針灸具有定位導引作用：

某次靜坐中，閃入一念頭「針灸是否具有定位、導引作用？」，並推論出「針灸具有『導彈』的定位導引作用」的假說。乍聽之下，似乎相當不可思議，也令人難以置信，一根相當「原始」的細針，不具導彈的紅外線、熱感應或任何高科技鎖定導引裝備，怎麼可能具備如此作用？我當初提出此學說時，多數人認為「這醫界瘋子又信口開河，瘋言瘋語了！」

針灸對人體來說是一種「外來異物」，當「針」扎進人體並留針於穴位中，體內即產生人體的免疫本能——

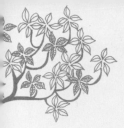

啟動「免疫排斥作用」，增加血液循環、促進人體免疫細胞（白血球、T 細胞等）的增生，並奔赴異物所在地——針灸穴位。所以當「針」扎在某一部位，如扁桃腺附近或肝臟、心臟、腦等部分的穴位時，除了引發人體的免疫機能系統，還導引免疫細胞及血液中氧氣與營養，快速到達病變的定點——即西醫所說的器官——中醫的阿是穴。

臨床上，採用傳統西醫搭配中醫針灸，得到比一般預期還玄奇的療效。因為主流西醫的藥物治療，不論經由口服或注射，最後都是透過血液輸送，藥物在人體內漫無目標的運輸，且病變細胞附近通常因水腫而血液不順暢，治療效果往往大打折扣。如果配合中醫的針灸，則將產生兩大輔助治療作用：

▲「針」扎進病灶附近，將促使人體產生免疫排斥作用，增加免疫細胞的增生，產生自我防衛能力，有助於病症的療效。

▲「針」扎在病灶附近，將促進此區域的血液循環，進入體內的藥物或能量、訊息，也將快速輸送並導引到達定點，不會在人體內「亂跑」，道理就像打高爾夫球時，瞄準洞口的旗桿揮桿。

以上作用，將減少藥物的用量，也減少藥物的浪費。這種聯合自身免疫力與外來藥物力的戰鬥陣線，將遠遠超過外

來傭兵（藥物）的效力，可以增強當今人類日漸衰弱的免疫力。當然，若以針灸輔助「癌症的化療」，則能增加療效、減少化療劑量，避免藥物毒性傷及無辜的正常組織細胞，並減少其副作用。這將是醫學的突破、人類的福音——真正中西醫之整合與聯合！

波動磁能場

整個 VEMAT 新治療方法，是波動磁能場與經絡針灸的整合療法。我們首先來探索波動磁能場的理論根據，以及它如何激發血管內皮組織的潛在能量：

▲不論是生物或非生物，宇宙萬物都具有波動能量，而且每一個波動能量都各具特殊頻率，日前主流醫學以儀器測出腦波及心臟波動的腦波圖及心電圖，就是最有力的證明。雖然，目前尚無偵測其他器官與組織細胞波動頻率的儀器，但它們與腦細胞及心臟一樣，時時刻刻存在著波動頻率。

▲不正常或病變的器官與組織細胞，它的波動能量與頻率也會出現不正常。主流醫學不就是靠腦波圖與心電圖的不正常波動與頻率，診斷腦細胞或心臟的病變嗎？

▲「共振現象」是物理學界的新課題與新發現，並非

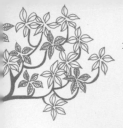

像「地心引力」、「萬有引力」等現象是人人皆知的普及常識，或像主流醫學的新儀器——MRI磁共振檢查儀器，漸漸成為一種常用的檢查項目。日前，國外科技新知的報導，曾經介紹未來幾年，來自電廠的電，經過「共振」作用就可以轉移到電器與電池中，電器不需要插電，電池也不需要充電。而王唯工博士也於《氣的樂章》中，提出針灸經絡的共振理論，及人體器官與器官間的共振現象。

王唯工博士曾說：「共振即是一種波動能」、「穴位及器官像是共振的加壓站」及「血液流動是往前進三步，再往後退兩步。就能量來看，約三分之二的血流動能，是屬於振盪的」。這說明了人體的血液流動，不是像水龍頭一開就直接流出，而是以進三步、退二步的振動模式前進，「血液循環頻率」就是這種振動所產生的波動頻率。

這整個「假說」，是歷年來採用「針灸波動磁能場療法」，治療失眠、憂鬱症、脂肪肝，以及心、腦血管病症的臨床經驗與心得。從成功的治療案例，以反推法整理出來的概念與假說，仍須醫學界與物理界的大師給予指導及驗證。

波動磁能場治療方法的波動磁能場，經由可微調的電磁場儀（圖62）產生，這儀器可微調至小數點以下兩位數的精確頻率，可產生比一般電器更微弱、更精細的電磁場。將波動能電磁場調至促進血液循環的頻率，並配合針灸位於頭頂

百會穴前後左右的「四神聰」經外奇穴，將對大腦細胞的血
液循環與供氧能力，產生巨大的動量，促使腦細胞得到充足
的生命元素——氧，從而恢復大腦細胞的正常功能。中國古
醫學認為百會穴，是人體所有數百穴位的經絡交會點，是人
體的共振加壓總站。

波動電磁能場與針灸整合療法：

我曾在美國洛杉磯「法鼓山精舍」的一次禮佛禪坐中，心
念一動「把波動電磁能場與針灸經絡療法合併」，並藉此治癒
了困擾自己二十多年的「安眠藥依賴症」及「憂鬱症」。

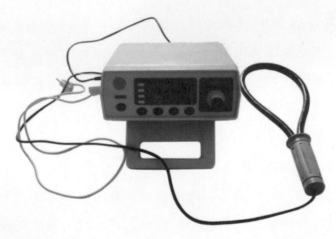

波動磁能場儀（圖62）

十多年來，在美國加州及大陸上海的臨床門診中，透過波動電磁能場與針灸整合療法，平均十天左右即可治癒頸總動脈斑塊阻塞，及心、腦動脈血管狹窄的病變。因為波動電磁能場針灸療法，可以促進大腦及心臟血液循環，增加心、腦血管的血流量，使血管內皮細胞自製 NO 的功能得以恢復，而達到逆轉動脈粥狀硬化病變的特殊療效。

　　「針灸波動磁能場」的治療過程，是採用針灸經絡理論中「五行五臟」及「五行相生相剋」原理，利用針灸瀉胃火、心火、肝火與補腎水，並配合各器官的波動電磁能場頻率，促進全身的血液循環，達到輔助心、腦血管病變的治療效果。

　　VEMAT 的作用機轉到底為何？為什麼心、腦血管及頸總動脈粥狀斑塊病變會「神奇」地消失？為何無須藥物的物理能量調整與治療，能夠產生如此理想的療效？這些問題在心中盤旋了十多年，我試著提出以下淺略心得，希望相關領域的專家予以指正。

1. 結合波動能與針灸：

　　針灸是千百年前的中國醫術，波動磁能場是時代產物，這種整合可算是古今中外的整合。其實，針灸與波動磁能場的整合相當簡單，就是在針灸的留針期間，同時把波動磁能場儀的磁場圈套在針灸處，然後啟動。

例如腦——放頭部區，肝——放上腹部右側肝臟部位，心——放在左胸心臟部位，這沒什麼深奧的大學問，或許是因為太過簡單反而容易受到忽視與遺漏。

2. 立體波動電磁能場：

針灸的針體是不銹鋼、波動電磁能場是一種變動的磁場，而線圈面積的範圍形成平面磁場，當兩者配合治療時，每一根針灸針成為波動能的磁鐵，而平面的波動電磁能場也因針的深度，成為一個三度空間的立體波動電磁能場，如此才能產生相互倍增的效果，並達到「神奇」的治療效果。

其實，針灸波動磁場療法的原理，即整合針灸治療的原理及波動磁能場治療的原理。針灸波動磁能場療法以針灸為主、電針為輔，利用針的震動增強針灸作用，而波動電磁能場頻率一方面促進心、腦細胞的血液循環，另一方面使不正常的心、腦血管內皮細胞頻率回歸正常。

當心、腦血管內皮細胞的生命波動能量恢復了正常，便能破解動脈血管粥狀硬化、阻塞等病變的「惡性循環」，促使血管內皮組織恢復「NO」的自製功能，因而有如此理想療效，可成功防治血管病變。從發現 VEMAT 對於治療「動脈血管病變」的功效後，至今已十多年，卻未曾公開發表過，因為這是人命關天的醫學，也可能是「革命性的新醫學」，必須謹言慎行，開不得玩笑。

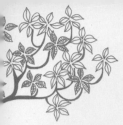

電磁波會危害健康嗎？

　　或許有人擔心，電磁場的電磁波可能危害健康，坊間也有很多這方面的警告。1992 年美國橡樹大學聯盟受總統科技政策室委託，組成跨部會輻射研究與政策協調委員會，費時兩年、評估五百份文件，結論是「完全無法證明電磁波有任何危險」。

　　另外，1996 年美國國家科學院發表了研究三年的結論：「沒有任何證據顯示低頻電磁場，對人體健康有害」。1997 年美國國家癌症研究所宣布：「白血病與電流電磁場之間關聯性微小，無須擔憂」。

　　很多研究者早就說過，地球上的自然電磁及人體本身的電磁場，所產生的電磁波，遠超過電器或生物頻率電磁場。由此可知，只要懂得運用生物磁場頻率共振療法，高血壓、糖尿病、中風、心肌梗塞、血液循環不良、脂肪肝、肝硬化等慢性病症的治療，想達到『不藥而癒』的理想，已經不是空中樓閣或海市蜃樓。

生物波動電磁能共振儀與一般家用電器之電磁波比較：

	工頻電磁輻射 (微特斯拉)	射頻電磁輻射 (微瓦特)	(毫高斯)	有無副作用
國際標準單位	uT	uW/cm²	mg	
生物波動電 磁能共振儀	0.28uT /0.01m	—	0.28	無
電　腦	1.0 uT/0.1m	—	50~500	引起中樞神經系 統失調
吹風機	8uT/0.1m	—	60~2000	嚴重輻射
電視機	0.3uT/0.1m	—	25~500	輻射導致臉上長 色斑，靠得越近 輻射越大
電磁爐	2.8uT/0.1m	—	—	電磁爐的磁場可 致癌
手機（射頻）	—	8uW/cm²	—	引起神經系統失 調，如頭暈、目 眩等
微波爐（射頻）	—	22uW/cm²	750~2000	微波洩露可傷害 孕婦

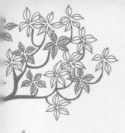

訊息觀療法面面觀

　　自古以來，人類史上各族群的宗教史籍記載，屢屢出現治癒病症的「神蹟」與奇蹟，例如一位西醫診斷為「永不復明」的瞎子，竟然在南美洲或歐洲某教堂裡祈禱時，因天主聖母的顯靈而恢復了視力；又如許多癌症末期的病人，本來醫生診斷已不久於人世，卻因投身宗教工作與虔誠祈禱禮拜，結果出乎主流西醫的意料之外，與癌共生而活得好好的。一位投身公益的邵秀華老師，以「誦經持咒」與布施方式，讓一位多年不孕的太太，在兩個月內懷孕並果真生了個兒子，震撼了行醫婦產科三十年的我。

訊息的力量

　　人類是萬物之靈，之所以別於其他動物，即在於人類具有靈性與思想。人類的智慧高於其他動物，因此對宇宙大自然現象的洞察力與感應力也相對敏銳，從前人類的科技文明尚未發達時，由於對於宇宙物質層面所知不多，反而對宇宙的能量層面與靈能層面較多體驗與感應。

　　正因如此，人類發現人體內在的某些病症，與宇宙外在環境的能量之間，存在著密不可分的關係，並產生了能量觀的醫

學，如古中國醫學《黃帝內經》的記載。同時，人類也發現部分疾病，似乎在冥冥之中受到「神靈」力量影響，因而產生了巫醫、巫術以及靈能觀醫學的宗教醫學，如藏密醫學。

1. 能量與訊息的整合

我當初與「能量訊息醫學」發生第一類接觸時，也是相當懷疑這種超乎「科學的與正統的」主流醫學的另一種醫學。人體器官細胞真的具有能量與訊息？這種另類的醫學，真的有助於人體健康嗎？真的具有治療效果嗎？

由於以前受的是西醫訓練，所以對『缺乏科學根據』的中醫或其他醫學一向不以為然。但因為馬醫師虔誠信佛，茹素多年，經常提到聖嚴師父的『放下』禪機，以及身、心、靈修練的一些體驗，終於瞭解到，不管中醫或印度、中東、歐美、南美等民族的古醫學，之所以能夠流傳那麼久遠，一定有其價值與可取之處，否則早就被時代所淘汰了。包括我曾親眼目睹的深山鄉間的喇嘛，竟然能以針灸迅速治好腸胃炎，可見其博大精深，值得進一步深入探索。

2. 訊息的調控與導引：

鮭魚的生態至今仍是宇宙之謎，當鮭魚在淡水溪河中孵化時，即展開「生死命運之旅」游向茫茫大海，沿途歷經鳥類啄食、大魚吞食的層層考驗，幸運者順利在大海中成長，並各自成群游向數千、數萬海哩之外。長大成熟後，不論性

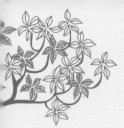

別全都冒著萬分艱辛的生死之險，逃過黑熊、鳥類等動物捕殺，逆流而上，回到當初出生的淡水溪河，產下卵子與精液於河床中，隨即死亡。之後，得以孵化的新一代魚苗，再度展開鮭魚周而復始的「生死命運之旅」。至今，生物學家仍然無法理解以下現象：

▲幼苗與成魚之間沒有代代相傳授的機會，幼苗為何知道上一代的旅程？

▲成魚後，在茫茫大海中，如何精準地洄游出生的溪河？

▲到底為什麼鮭魚能生於淡水，但卻成長於含鹽的海中？

▲究竟是什麼動力，促使它們冒著層層危機，艱辛地逆流而上？

海龜也具有類似的生態，大海龜下了蛋後，立即離開，而小海龜自蛋中孵出後，便獨自冒著海鳥捕殺的危險，慢慢爬向大海，並游向數千萬哩之外，多年之後，卻又準確地游回當初出生的沙灘下蛋，如此周而復始地繁衍後代。

這種完全代溝隔閡的生態，下一代如何知道該返回出生地？某些專家認為，鮭魚與海龜可能具有某種先天的訊息傳遞，因此下一代遵循上一代 DNA 的訊息調控與導引，類似

「衛星訊息導航」這種尖端科技，才產生「落葉歸根」的生態現象。自古以來，宇宙一直存在著訊息的物理自然現象，而人類於這領域的訊息感應，雖然遠遠不及其他生物，多少也仍保有一些自然本能，所以人體器官細胞，必然存有訊息的調控與導引能力，只是人類的物質科學尚未印證而已。

「望梅止渴」的心念訊息

十八世紀時，人類的科技文明逐漸發達，因而發展出人體的解剖學、生理學、病理學、生物化學、微生物學等物質觀的醫學。另一方面，則開始否認傳統醫學中無法「眼見為憑」的能量觀與訊息觀。到底「訊息觀醫學」或是「宗教醫學」是否確實存在？又該如何證明呢？

九年前，曾越洋於臺灣時報發表過一篇「望梅止渴與西藏宗教醫學」，所謂宗教醫學或靈能觀醫學，即經由禪修、靜坐、誦經持咒、禮拜、祈禱、觀想……等宗教儀式，達到疾病的輔助治療。然而，這種宗教與靈能的治療，至今始終缺乏事實根據，所以一直被視為「迷信、心理暗示或不科學」的現象。當年「心念」一現，便以「望梅止渴」成語的現象，證明了人體器官的生理機能，會受到觀想與心念影響。當人類心念出現「梅子」時，嘴裡立刻感覺一陣「發酸」，唾液腺也開始分泌唾液。

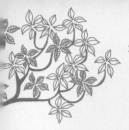

　　雖然，人體器官組織細胞功能各有不同，但結構上與生理上是大同小異，由此可以推論：「人體內的器官細胞必然也受心念影響，當產生『望梅止渴』般的心念時，即可激發器官生理的作用」。主流西醫不也常說，緊張、壓力、情緒不好會引起胃酸分泌不正常而致病嗎？不是也有個疾病叫做「神經官能症」？所以當人以禪修、靜坐、觀想、誦經持咒、禮拜與祈禱時，其所產生的心念與信念，有如「望梅止渴」般促進「觀想」的器官依心念運作，而達到疾病的治療作用與效果。宗教上所謂「神蹟」與「奇蹟」的作用機轉與事實真相，正是如此。

　　或許有人認為這是「瞎掰」或「胡思亂想」，那麼請教心存質疑又「講究科學」的醫學界人士，如何解釋「望梅止渴」的現象？這個現象難道不是因「心念」訊息而產生的？因此，我們更大膽的假設：「那些讓瞎子恢復視力、癌症末期病人繼續存活……等神蹟、奇蹟或『顯靈』現象，都是類似『望梅止渴』的作用，是『心念』的訊息促進了體內器官恢復正常」。

　　「望梅止渴」是偶然還是巧合？是安慰作用，還是心理暗示作祟？或是人體著了魔引起「神經感應錯亂」？其實，不論來自眼、耳、鼻、口等感官的刺激，最後都會產生「意念」及「心念」，不必真實吃了或聽了，只須心念一轉的訊

息，即能激發人體的生理機能反應。訊息觀的醫學確實存在，只是人類的智慧尚未開竅，以致仍無能力證明它的作用機轉。

物質、能量、訊息三管齊下

物理學大師霍夫曼提出宇宙是物質、能量與訊息的三元現象，人類身為宇宙萬物之一，因此心理、心念等訊息的傳遞，勢必會影響人體器官功能的運作，最好的證明就是成語中的「望梅止渴」。人體唾液腺的分泌，受一個虛幻「酸梅子」的心念訊息刺激，竟然能使人口水直流。又如柔和、安祥的音樂，傳遞祥和的訊息，能使人的心境如水一般平靜，讓腎上腺素分泌下降，抑制副交感神經作用，全身肌肉及血管鬆馳，增加「NO」的自製，促使血壓下降。

1970 年，費里德‧穆拉得博士因研究「環鳥苷酸」（cyclic GMP），能鬆弛血管壁肌肉層細胞，因而揭開了「細胞間如何傳遞訊息」，由此可證人體具有「訊息觀醫學」！至於，綠能整合療法的訊息層面，包括禪修靜坐、誦經持咒、祈禱、禮拜、內觀法……等心靈能量訊息的導引、調控與修練，值得物理學界、醫學界、科學界深入探索研究。

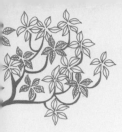

其實，人體具有物質層面、能量層面與訊息層面，是無庸置疑的。而且這三層面與人體健康息息相關，如果只治療了某一層面，而遺漏了其他層面，只能像當今主流西醫以藥物終生控制而已，無法達到根本治癒的效果。因此，治療長期慢性病症時，必須物質、能量、訊息「三管齊下」才能奏效。

「綠能整合醫學療法」是整合物質、能量、訊息療法，激發人體發揮「自癒作用」，達到逆轉病變之效。然而，整合療法並非一蹴可及，是經由自我的體驗與摸索，經過多次的改良與修正，也淘汰了許多不適用、功效不彰或有副作用的療法，才逐步發現各種療法的整合作用與功效。在十多年的臨床經驗中，經過改良再改良、修正再修正、探索再探索，才終於得到這種理想的「綠能整合醫學療法」。目前，在另類療法中，花精療法、順勢療法、禪修及念力的心靈療法，都具有保健強身的治療案例報告，但僅限於某些病症，而非無所不能的「萬靈丹」。於此，再一次強調，每一種病症，因其各別不同的病因，所以有其個別的治療方法。例如以物質療法、能量療法、訊息療法相互整合治療時，視病因與病情的不同，則其所佔之比例也有所不同。

我們不要迷失於任何一種如主流西醫、傳統中醫、順勢療法、功能醫學療法、能量療法、營養療法、自然生機療法、花精療法、音樂療法……等五花八門的各種療法。每種

療法都有其特色，但也各有其局限與盲點。因此需要依各別的病因、病情、病變而予以適當的整合，才能得到「理想」的「自癒效果」。

　　馬芳傑博士與我，謹提出以上一些淺薄心得與各位共享，更希望與專家學者分享這「奇蹟」般的成果。

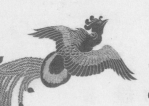

実用新案登録証
(CERTIFICATE OF UTILITY MODEL REGISTRATION)

登録第３１３６４４２号
(REGISTRATION NUMBER)

考案の名称(TITLE OF THE DEVICE)

電磁場治療装置

実用新案権者(OWNER OF THE UTILITY MODEL RIGHT)

台湾台北市大同區大龍街１８７巷２０號
国籍　台湾
　　潘　欣祥

考案者(CREATOR OF DEVICE)

　　潘　欣祥

出願番号(APPLICATION NUMBER)　　実願２００７－００６３４４

出願年月日(FILING DATE)　　平成１９年　８月１７日(August 17,2007)

この考案は、登録するものと確定し、実用新案原簿に登録されたことを証する。
(THIS IS TO CERTIFY THAT THE UTILITY MODEL IS REGISTERED ON THE REGISTER OF THE JAPAN PATENT OFFICE.)

平成１９年１０月　３日(October 3,2007)

特許庁長官(COMMISSIONER, JAPAN PATENT OFFICE)

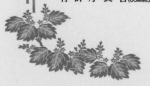

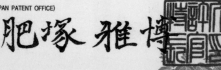

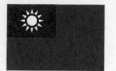

中華民國專利證書

新型第 M 315580 號

新型名稱：電磁場治療儀

專利權人：潘欣祥

創作人：潘欣祥

專利權期間：自2007年 7 月21日至2017年 1 月22日止

上開新型業依專利法規定通過形式審查取得專利權
行使專利權依法應提示新型專利技術報告進行警告

經濟部智慧財產局

局 長 蔡練生

中華民國 96 年 7 月 21 日

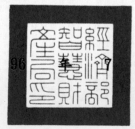

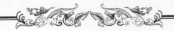

证 书 号第992791号

实用新型专利证书

实用新型名称: 电磁场治疗仪

发 明 人: 潘欣祥

专 利 号: ZL 2006 2 0165170.6

专利申请日: 2006年12月12日

专利权人: 潘欣祥

授权公告日: 2007年12月19日

　　本实用新型经过本局依照中华人民共和国专利法进行初步审查, 决定授予专利权, 颁发本证书并在专利登记簿上予以登记。专利权自授权公告之日起生效。

　　本专利的专利权期限为十年, 自申请日起算。专利权人应当依照专利法及其实施细则规定缴纳年费。缴纳本专利年费的期限是每年12月12日前一个月内。未按照规定缴纳年费的, 专利权自应当缴纳年费期满之日起终止。

　　专利证书记载专利权登记时的法律状况。专利权的转移、质押、无效、终止、恢复和专利权人的姓名或名称、国籍、地址变更等事项记载在专利登记簿上。

局长 田力普

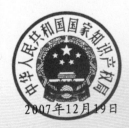

2007年12月19日

BUNDESREPUBLIK DEUTSCHLAND

URKUNDE

über die Eintragung des

Gebrauchsmusters

Nr. 20 2007 012 069.9

IPC
A61N 2/04 (2006.01)

Bezeichnung
Magnetpulsgenerator für Therapiezwecke

Gebrauchsmusterinhaber
Pan, Hsin-Hsiang, Taipei City, TW

Tag der Anmeldung
30.08.2007

Tag der Eintragung
03.01.2008

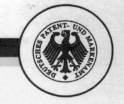

Der Präsident des Deutschen Patent- und Markenamts

Dr. Schade

Dr. Schade

姓　名：黄■■　　性　別：男　年　齡：50　电　话：　　　　　　　编　号：12384

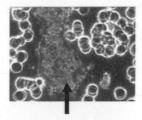
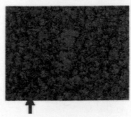

血小板凝集　　　　　治療前（圖44）　　　　　心肌缺氧訊息

姓　名：黄■■　　性　別：男　年　齡：50　电　话：　　　　　　　编　号：12763

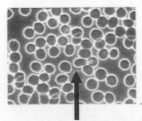
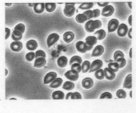
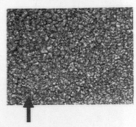

血小板凝集消失　　治療後（圖45）　　　　心肌缺氧恢復

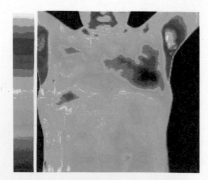
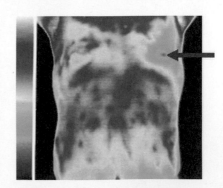

治療前（心肌缺氧訊息，MTD）（圖41）　　治療後（圖46）

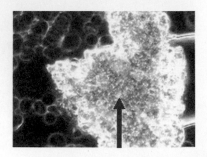

大斑塊凝集（圖47）

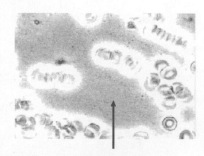

肝負荷過重（圖48）

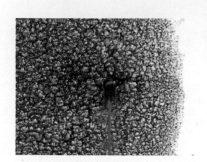

心肌缺氧（圖49）

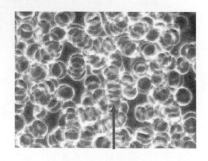

紅血球重疊（圖50）

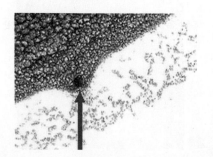

腦部缺氧（圖51）

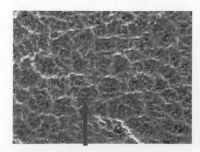

微循環不良（圖52）

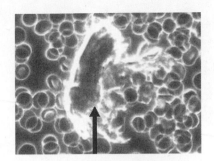

斑塊縮小分散（圖53）

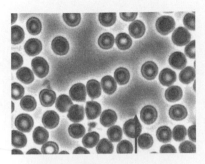

肝負荷過重訊息消失（圖54）

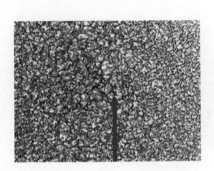

心肌缺氧改善（圖55）

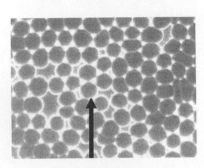

血球分散不重疊（圖56）

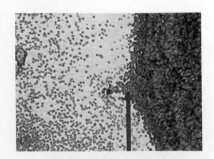

腦部缺氧改善（圖57）

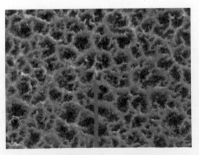

微循環進步（圖58）

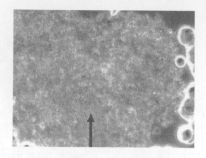 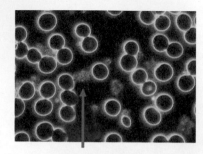

血小板凝集　治療前（圖42）　　　　　血小板分散　治療後（圖43）

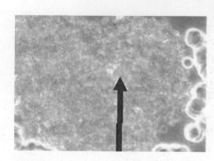 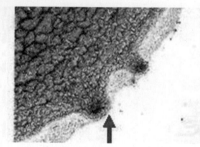

血小板凝集　　腦部嚴重缺氧（大）　治療前（圖63）

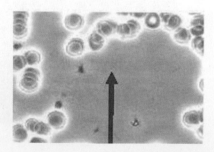 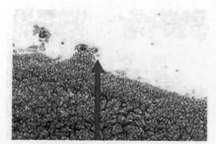

正常　　　　腦部缺氧改善（小）　治療後（圖64）

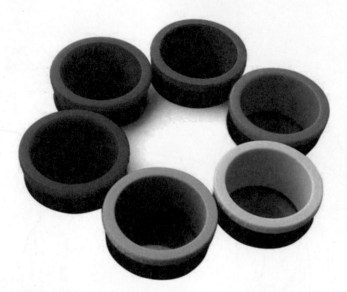

五色（圖59）

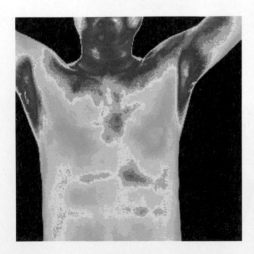

治療前（圖60）

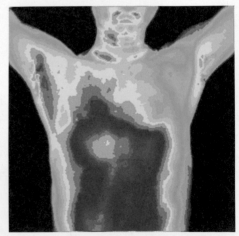

治療後（圖61）

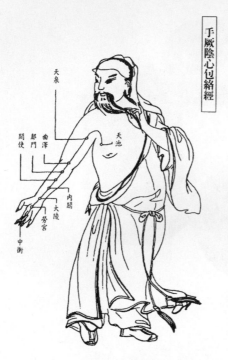

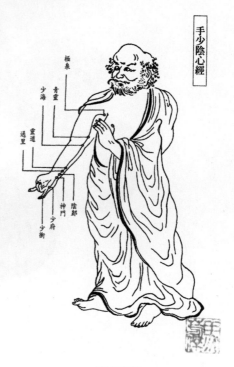

手厥陰心包絡經

手少陰經

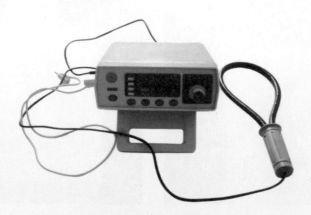

波動磁能場儀（圖62）

表一：2003~2009年頸動脈、斑塊、血流速度、血流量減少病例成果統計

姓名	年齡	性別	治療次數 前	治療次數 後	粥樣斑塊 左 mm²	粥樣斑塊 右 mm²	血流速度 cm/s 右	血流速度 cm/s 左	血流量 L/min 右	血流量 L/min 左	頭昏	心悸	手腳麻	胸悶	併發症 高血壓	併發症 糖尿病	併發症 脂肪肝	備注
1. 林×銓	57	男	V		1.3×5	2.6×4	0.94	0.846	1.78	1.39	曾有一次暈倒				V	－	V	03.10.27
				10	1.4×0.5	1.2×0.7	1.343	1.13	2.45	2.32	縮小10倍				－	－	－	03.11.06
				20	消失	消失	1.395	1.385	3.17	3.55	－				－		－	03.11.22
				30	0.9×0.5	0.9×0.6	1.332	1.291	2.1	2.59	V	V	V	V				04.03.05
				40	消失	消失	1.343	1.67	2.89	3.96	－							04.04.12
				50	消失	消失	1.085	1.136	3.41	2.59								04.08.16
2. 鄒×堅	80	男	V		0.9×9.5	3.5×0.8	0.551	0.644	1.14	1.50	V	V						04.10.08
				10	3×2	消失	0.117	0.117	2.30	3.11	V	V						04.11.25
				10	消失	消失	0.681	0.57	1.47	1.29								04.09.23
3. 楊×輝	57	男	V		0.7×0.4	1.5×0.4	1.185	1.185	1.22	1.32	V							03.12.13
				10	消失	消失	1.409	1.375	2.16	2.04	V							03.12.09
				20	消失	消失	1.323	1.464	2.42	2.43								04.02.21
4. 徐×尾	58	男	V		4.5×0.7	4.1×0.3	0.762	0.719	1.41	1.34								04.04.27
				10	消失	消失	1.291	3.43	1.96	2.43								04.05.08
5. 黃×幹	67	男	V		——	1.5×0.7 增光圈	0.987	0.716	1.42	1.26								03.10.23
				10		消失	1.121	1.161	1.95	1.77	－							03.10.29
6. 盧×華	70	女	V		1.8×1.8	1.1×1.6	1.085	1.323	1.86	2.01	V		V				V	03.12.20
				10	1.3×0.7	1×0.6	1.352	1.199	2.28	2.02								04.02.16
7. 王×勢	53	男	V	10	1.8×0.8	2.1×0.9	1.132	0.704	1.74	1.37	V			V			V	03.07.25
				10	消失	消失	1.24	1.289	2.401	2.141								03.08.28
8. 莊×雄	60	男	V		2.1×1	2.3×0.9	0.606	0.606	1.22	1.28								03.12.11
				10	消失	消失	1.257	1.175	2.45	2.36	速度／流量提高2倍 — －				－			03.12.20
9. 許×森	57	男	V		1.8×1.8	1.1×1.6	1.085	1.323	1.86	2.01	V			V			V	04.02.16
				10	消失	消失	1.24	1.343	2.14	2.83	－							04.02.16
10. 劉×珠	56	女	V		——	1.4×0.6	0.638	0.638	1.02	0.99	V			V			V	04.04.01
				10		消失	1.128	1.249	1.95	1.96	速度／流量提高2倍 — －							04.04.12
11. 莫×仕	85	男	V		2.3×21	1.7×22	0.848	1.17	1.13	2.03	V	V		V			V	04.06.05
				10	消失	消失	0.877	1.24	1.77	2.27								04.06.21
12. 林×珠	65	女	V		1×0.6 1.4×0.6	0.9×0.4	13.7	13.6	0.612	0.766	V	V	V	V			V	08.02.21
				10	消失	消失	40.7	40.7	1.30	1.49	－							08.02.28

表一：2003~2009年頸動脈、斑塊、血流速度、血流量減少病例成果統計

姓名	年齡	性別	前	後	左 mm²	右 mm²	右 (cm/s)	左 (cm/s)	右 (L/min)	左 (L/min)	頭昏	心悸	手腳麻	胸悶	高血壓	糖尿病	脂肪肝	備註
13. 方×延	55	男	V		1.3×2	1.4×2	67.2	62.2	1.07	1.2	V	V	V		V	V*	V	04.08.03
				10	消失	消失	149.6	149.6	2.99	2.57	速度／流量提高2倍				－	－	－	04.08.30
14. 張×菊	61	男	V		7×2	6×2	45	40.1	0.97	0.81	V	V	V				V	04.07.21
				10	消失	消失	93.9	94	2.36	2.45	速度／流量提高2倍				－	－	－	04.07.31
15. 張×和	66	男	V		3.4×0.9	2.9×0.9	43.2	47.9	0.64	0.55	V	V	V	V	V	V	V	04.08.31
				10	消失	消失	52.9	70.2	1.47	1.29	速度／流量提高2倍				－	－	－	04.09.10
16. 洪×妙	65	女	V		1.3×0.2	1.9×0.9	55.1	57.3	1.25	1.06	V	V	V	V	V	V	V	05.05.24
				10	消失	消失	86.3	86.7	2.00	1.712	－							05.06.02
17. 渡×子	71	女	V		1.3×0.8	——	50.3	54.8	1.30	1.20	V						V	08.05.29
				10	0.6×0.2	——	58	60.4	1.89	1.99	－							08.06.06
18. 周×順	54	男	V		1.1×0.7	1.9×0.7	63.4	62.6	0.79	0.86	V	V						05.03.23
				10	1.2×0.8	消失	96.4	105.0	1.52	1.78	V	V						05.04.02
19. 高×麗	26	女	V		——	0.6×0.5	79.8	87.9	1.06	1.19				V				05.07.15
				10	——	消失			1.84	2.06								05.07.25
20. 孫××	78	男	V		2.9×0.3	1.2×0.2	4.3	4.4	0.223	0.17	V	V					V	09.10.19
				5	消失	消失	5.4	5.5	0.595	0.451								09.10.26
21. 邱×福	63	男	V		——	1.3×0.5	5.03	5.9	0.237	0.284								09.12.01
				5	——	消失	5.2	5.6	0.495	0.591	－				－		－	09.12.06

表二：2003~2009年頸動脈血流速度下降、血流量減少病例成果統計（沒有斑塊阻塞）

姓名	年齡	性別	治療次數		粥樣斑塊		血流速度 cm/s		血流量 L/min		頭昏	心悸	手腳麻	胸悶	併發症			備注
			前	後	左mm²	右mm²	右	左	右	左					高血壓	糖尿病	脂肪肝	
22. 胡×中	51	男	V				87.6	86.3	1.29	1.28	V	V	−	−	V	V	V	04.10.27
				10			124	132.9	307	292	−	−	−	−	−	−	−	05.01.27
23. 邱×盛	63	男	V				60.1	78.4	1.34	1.91	−	−	−	V	V	−	V	05.01.12
				10			103.3	116.1	304	3.11	−	−	−	−	−	−	−	05.01.27
24. 梁×光	80	女	V				68.1	57.9	1.16	1.26								04.10.25
				10			103.4	103.4	223	246								05.01.22
25. 餘×勤	13	女	V				112.5	125.8	1.72	2.13								04.07.21
				10			125.8	142.2	2.41	2.66								04.08.18
26. 廖×盛	38	男	V				0.94	0.901	1.57	1.56	V						V	04.05.29
				10			1.343	1.379	2.53	2.51								04.06.08
				20			130.9	139.5	2.53	2.29								04.07.23
27. 黃×龍	50	男	V				68.4	52.9	1.22	1.03	−							04.07.22
				10			105.1	105	1.84	2.48	−							04.08.18
28. 莊×頌	47	男	V				1.039	1.434	1.96	1.58	V						V	04.06.22
				10			158.3	129.5	2.84	2.42								04.08.12
29. 莊×偉	50	男	V				40	40	1.22	1.18	−	V	V	V				04.08.04
				10			118.8	118.8	2.95	2.87								04.08.18
30. 林×青	61	男	V				51.1	51.1	0.91	1.23	V							04.11.15
				10			128.9	99.7	2.55	2.63								04.12.09
31. 劉×華	36	男	V				78.7	64.1	1.46	1.32	−	V	−	V				04.10.03
				10			120	118	1.301	1.191								04.12.31
32. 黃×樹	46	男	V				76.4	87.4	1.40	1.90	−	−	V	V				04.10.03
				10			154.5	159.4	2.93	3.16								04.10.19
33. 張×浩	38	男	V				85.4	70.2	1.25	1.06	V	−	−	V			V	04.07.21
				10			126.8	134.3	2.57	3.16	−							04.07.31
34. 黃×玲	53	女	V				47.9	57.5	1.06	1.22	V	−	−	−	−	V	V	05.04.28
				10			91.7	98.8	1.95	2.09	−						−	05.05.24
35. 李×白	46	男	V				102.0	108.8	1.59	1.75	−	−	V	V				05.04.06
				10			67.8	137.5	1.51	2.38	−	V			V			05.04.17
				20			105.0	120.6	1.89	2.31	−							05.05.24
36. 張×仁	58	男	V				51.8	73.0	0.94	1.29	−	V	−	V				05.06.09
				10			118.8	212.7	2.91	2.69								05.07.01
37. 高×謙	59	男	V				64.1	65.8	1.3	1.22	−	V	−	V	V	−	V	05.07.15
				10			87.6	84.1	1.6	1.82								05.07.25
38. 賴×新	54	男	V				80.9	85.3	1.35	1.49	−	−	−	−	−	−	V	05.07.25
				10			127.1	120.1	3.01	2.64	−	−	−	−	−	−	−	05.08.11
39. 黃×銘	48	男	V				95.4	83.5	1.97	1.69	V	V	−	−	−	−	V	05.08.12
				10			105	105.2	1.93	2.09	−	−	−	−	−	−	−	05.08.26

表二：2003~2009年頸動脈血流速度下降、血流量減少病例成果統計（沒有斑塊阻塞）

姓名	年齡	性別	治療次數		粥樣斑塊		血流速度 cm/s		血流量 L/min		頭昏	心悸	手腳麻	胸悶	併發症			備註
			前	後	左 mm²	右 mm²	右	左	右	左					高血壓	糖尿病	脂肪肝	
40. 郭×永	43	男	V				69.8	83.6	1.60	1.64	－	V	－	V	V	－	V	05.08.05
				10			139.6	129.8	3.07	3.58	－	－	－	－	－	－	－	05.08.31
41. 菊×信	58	男	V				62.6	63.6	1.18	0.951	V	V	V	V	V	V	V	06.03.17
				10			124	149.7	2.43	2.81	－	－	－	－	－	－	－	06.04.23
42. 廖×雄	42	男	V				81.8	70.9	1.35	1.24	V	－	－	V	－	－	V	05.09.19
				10			101	128.5	2.91	3.02	－	－	－	－	－	－	－	05.11.12
43. 林×珠	53	女	V				47.6	58.0	0.92	1.10	V	V	－	V	－	－	－	07.11.08
				10			73.9	74.9	2.19	2.42	－	－	－	－	－	－	－	08.05.15
44. 虜×章	50	男	V				71.4	72.5	1.26	1.69	V	V	－	V	V	－	V	07.07.23
				10			72	70.8	2.17	2.01	－	－	－	－	－	－	－	07.08.04
45. 邱×文	47	男	V				51.3	60.4	1.07	1.09	－	V	－	V	－	V	V	06.05.27
				10			56.3	80.1	1.89	1.96	－	－	－	－	－	－	－	06.07.15
46. 沈×液	57	女	V				35.3	41.2	1.01	1.70	V	V	－	V	V	V	V	08.03.11
				5			49.1	53.7	1.60	2.22	－	－	－	－	－	－	－	08.03.18
47. 餘×潤	11	男	V				100.9	113.2	1.26	2.24	－	－	－	－	－	－	－	04.07.21
				10			112.1	131.9	1.85	2.16	－	－	－	－	－	－	－	04.08.18
48. 張×樹	52	男	V				32	38.2	0.887	1.07	V	V	V	V	－	－	V	08.03.04
				10			55.5	58.4	1.42	2.18	－	－	－	－	－	－	－	08.03.10
49. 張×升	35	男	V				76.6	90.5	1.73	1.85	V	V	－	V	－	－	V	07.07.23
				10			87.6	110.8	1.92	2.06	－	－	－	－	－	－	－	07.08.04
50. 陳×義	48	男	V				78.2	78.9	1.21	1.38	－	V	－	V	－	V	V	05.09.08
				10			139.9	132.2	2.43	3.08	－	－	－	－	－	－	－	05.09.29
51. 廖×舜	21	男	V				100	96.2	1.49	1.39	V	－	－	V	－	－	V	05.10.11
				10			139.9	156.2	2.58	3.23	－	－	－	－	－	－	－	05.10.31
52. 邱×俊	48	男	V				133.5	141.2	2.39	2.25	－	－	－	－	－	－	V	05.03.14
				10			144.2	160.5	2.44	2.95	－	－	－	－	－	－	－	05.04.11
53. 唐×	35	女	V				69.1	60.1	1.11	1.37	－	V	－	V	－	－	－	04.10.18
				10			94.8	98.7	1.24	1.79	－	－	－	－	－	－	－	04.11.04
54. 歐×仁	58	男	V				98.8	96.2	1.31	1.16	－	V	－	V	－	－	－	04.09.27
				10			113.6	141.2	2.91	2.99	－	－	－	－	－	－	－	04.10.07
55. 簡×鳳	44	女	V				76.9	87.4	1.30	1.94	V	V	－	V	－	－	V	04.11.08
				10			113	120.9	2.59	2.33	－	－	－	－	－	－	－	04.12.22
56. 黎×建	44	男	V				64.7	64.7	1.52	1.25	－	V	－	V	V	V	V	04.07.29
				10			141.2	126.6	2.60	2.64	－	－	－	－	－	－	－	05.04.02
57. 林×朗	58	男	V				81.8	86.2	1.41	1.32	－	－	－	V	V	V	V	05.06.09
				10			121.1	132.0	2.92	2.39	－	－	－	－	－	－	－	05.06.27

表二：2003~2009年頸動脈血流速度下降、血流量減少病例成果統計（沒有斑塊阻塞）

姓名	年齡	性別	治療次數		粥樣斑塊		血流速度 cm/s		血流量 L/min		頭昏	心悸	手腳麻	胸悶	併發症			備註
			前	後	左 mm²	右 mm²	右	左	右	左					高血壓	糖尿病	脂肪肝	
58. 李×良	42	男	V				103.5	106.4	1.97	1.83	－	－	－	－	－	－	V	05.03.31
				10			146.4	130.5	3.84	3.05	－	－	－	－	－	－	－	05.05.10
59. 黃×倉	42	男	V				88.3	87.4	1.63	1.15	－	V	－	－	－	－	V	05.02.03
				10			146.1	134	2.47	2.35	－	－	－	－	－	－	－	05.04.12
60. 錢×初	53	男	V				47.6	70.8	1.15	1.95	V	V	－	V	V	－	V	06.05.31
				10			73	71.2	1.91	2.02	－	－	－	－	－	－	－	06.07.14
61. 簡×水	57	男	V				54.5	46.4	1.06	1.42	V	V	V	V	V	V	V	08.03.11
				10			65.6	65.6	2.43	2.54	－	－	－	－	－	－	－	08.03.18
62. 沈×明	54	男	V				59.4	54.8	1.70	1.73	－	－	－	－	－	－	V	08.08.15
				10			72.5	65.6	2.38	2.58	－	－	－	－	－	－	－	08.08.29
63. 王×寶	42	男	V				54	47.6	1.71	1.24	－	－	－	V	－	－	V	08.08.08
				5			60.4	61.6	1.85	2.42	－	－	－	－	－	－	－	08.08.13
64. 柯×萱	57	女	V				35.3	34.3	1.01	1.28	V	V	－	V	V	－	V	08.08.20
				10			54.8	65.8	2.39	2.60	－	－	－	－	－	－	－	08.08.29
65. 張×泉	62	男	V				55.6	44.1	1.71	1.13	V	V	－	V	V	V	V	08.08.12
				10			61.6	54.0	2.56	2.16	－	－	－	－	－	－	－	08.09.01
66. 餘×叡	11	男	V				112.1	131.9	1.85	2.16	－	－	－	－	－	－	－	04.06.03
				10			100.9	113.2	1.26	2.24	－	－	－	－	－	－	－	04.06.24
67. 蔡×洲	38	男	V				1.051	1.151	1.77	1.59	V	V	－	V	V	－	V	04.06.05
				10			1.201	1.49	1.69	2.01	－	－	－	V	－	－	－	04.01.13
				20			1.464	1.594	3.29	2.31	－	－	－	－	－	－	－	04.03..11
68. 李×能	39	男	V				1.037	1.13	1.82	1.57	V	－	－	－	－	－	V	04.05.19
				10			1.464	1.461	2.56	3.05	－	－	－	－	－	－	－	04.06.24
69. 隋×翎	46	女	V				1.122	1.309	1.8	2.77	V	－	－	V	V	－	V	03.11.07
				10			1.29	1.67	2.71	3.06	－	－	－	－	－	－	－	03.11.27
70. 李×隆	49	男	V				1.285	1.379	2.14	2.09	－	－	－	－	－	－	－	03.12.30
				10			1.343	1.343	2.81	2.2	－	－	－	－	－	－	－	04.03.05
71. 餘×熹	41	男	V				1.034	0.917	1.69	1.83	V	－	－	V	V	－	V	04.06.03
				10			1.412	1.309	2.53	2.65	－	－	－	－	－	－	－	04.06.24
72. 朱×珍	50	女	V				1·093	1·006	2·12	1·69	V	V	－	－	V	V	V	03.11.07
							1·473	1·426	2·53	2·25	－	－	－	－	－	－	－	03.11.27
73. 謝×聖	19	男	V				0.92	0.9	6.18	8.03	V	－	－	－	－	－	V	03.12.04
				10			1.056	0.987	8.42	1.08	－	－	－	－	－	－	－	03.12.18

表二：2003~2009年頸動脈血流速度下降、血流量減少病例成果統計（沒有斑塊阻塞）

姓名	年齡	性別	治療次數 前	治療次數 後	粥樣斑塊 左 mm²	粥樣斑塊 右 mm²	血流速度 cm/s 右	血流速度 cm/s 左	血流量 L/min 右	血流量 L/min 左	頭昏	心悸	手腳麻	胸悶	併發症 高血壓	併發症 糖尿病	併發症 脂肪肝	備註
74. 陳×澤	39	男	V				1‧271	1‧086	1‧63	1‧95	V	－	－	－	－	－	V	03. 12. 25
				10			1‧412	1‧426	2‧74	2‧57	－	－	－	－	－	－	－	04. 03. 03
75. 呂×德	38	男	V				1.085	1.136	2.09	1.79	－	V	－	V	－	－	V	04. 04. 01
				10			1.343	1.464	2.43	2.35	－	－	－	－	－	－	－	04. 04. 27
76. 郭×香	54	女	V				1.13	1.13	1.99	1.73	V	V	－	－	V	V	V	04. 05. 11
				10			1.352	1.309	2.49	2.46	－	－	－	－	－	－	－	04. 06. 09
77. 張×鳳	35	女	V				0.927	1.288	1.33	1.82	－	－	－	V	－	V	V	04. 05. 19
				10			1.24	1.464	2.6	2.29	－	－	－	－	－	－	－	04. 06. 14
78. 翁×寯	39	女	V				1.136	1.068	2.09	1.99	V	V	－	－	－	V	V	04. 06. 03
				10			1.412	1.464	2.9	2.82	－	－	－	－	－	－	－	04. 06. 24
79. 簡×仔	5	女	V				0.641	0.661	0.79	0.69	－	－	－	－	－	－	－	04. 04. 29
				10			0.878	1.217	1.25	1.4	速度／流量提高 2 倍				－	－	－	04. 05. 08
				20			1.211	1.309	1.61	1.79	脛癱				－	－	－	04. 06. 14